内路微创 Schlemm 管

手术操作技巧

主审　王宁利

主编　曾流芝　何　宇

中华医学电子音像出版社

CHINESE MEDICAL MULTIMEDIA PRESS

北 京

版权所有　　侵权必究

图书在版编目（CIP）数据

内路微创 Schlemm 管手术操作技巧 / 曾流芝，何宇主编 . —北京：中华医学电子音像出版社，2024.3

ISBN 978-7-83005-428-1

Ⅰ. ①内… Ⅱ. ①曾… ②何… Ⅲ. ①青光眼—眼外科手术—显微外科学—图解 Ⅳ. ①R779.6-64

中国国家版本馆 CIP 数据核字（2024）第 010524 号

网址：www.cma-cmc.com.cn（出版物查询、网上书店）

内路微创 Schlemm 管手术操作技巧
NEILU WEICHUANG SCHLEMM GUAN SHOUSHU CAOZUO JIQIAO

主　　编：曾流芝　何　宇
策划编辑：裴　燕
责任编辑：李超霞
责任印刷：李振坤
出版发行：中华医学电子音像出版社
通信地址：北京市西城区东河沿街 69 号中华医学会 610 室
邮　　编：100052
E-Mail：cma-cmc@cma.org.cn
购书热线：010-51322635
经　　销：新华书店
印　　刷：廊坊市佳艺印务有限公司
开　　本：889mm×1194mm　1/16
印　　张：11.75
字　　数：140 千字
版　　次：2024 年 3 月第 1 版　2024 年 3 月第 1 次印刷
定　　价：120.00 元

购买本社图书，凡有缺、倒、脱页者，本社负责调换

主 审 简 介

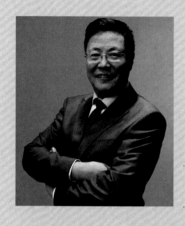

王宁利

　　中国医学科学院学部委员、首都医科大学眼科学院院长、北京同仁医院眼科中心主任、国家眼科诊断与治疗工程技术研究中心主任，中华医学会眼科学分会前任主任委员、国际眼科科学院院士、亚太眼科学会前任主席、世界青光眼协会候任主席。曾5次入选"全球最具影响力百名眼科医生"，在亚太地区眼科领域学术影响力排名第四位，连续9年入选爱思唯尔"中国高被引学者"榜单。

　　长期致力于全球首位不可逆致盲眼病青光眼诊治技术研究和国民重大眼病防控工作。以第一作者或通信作者身份发表SCI论文312篇、中文论文411篇，他引11 711次，H指数61。在 Nature、JAMA、Lancet 主刊和子刊发表论文31篇（其中通信作者10篇），在眼科领域 JCR-Q1 区期刊发表论文94篇。以第一发明人身份授权发明专利8项，实用新型专利19项，转化10项。主编全国统编眼科学教材8版次，主持制定指南6部、共识21项、团体标准1项。以第一完成人身份获国家科技进步奖二等奖2项、省部级科技进步奖一等奖5项，并获得何梁何利基金科学与技术奖、光华工程科技奖等。

主 编 简 介

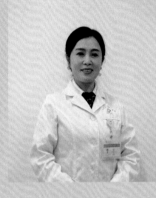

曾流芝

成都市中西医结合医院（成都市第一人民医院）眼科主任，主任医师，硕士研究生导师。中国医师协会中西医结合医师分会眼科专委会委员、中华中医药学会眼科分会委员、中华预防医学会公共卫生眼科学分会委员、四川省医学会眼科学专业委员会青光眼学组副组长、成都康复医学会眼科专委会主任委员等。曾在美国 Wills Eye Hospital、Huntington Hospital、Southern California Glaucoma Consultants 访问学习。

擅长微创青光眼手术、白内障手术及近视眼矫正手术。在四川省率先开展微创青光眼手术，为该手术的推广和应用做出了重要贡献。发表论文 50 余篇，主编图书 3 本，获发明专利 3 项（其中，"Zeng's 小梁切开刀"已经转化并在临床上广泛应用），主持参与科研项目 20 项，科研成果曾获四川省医学科技奖一等奖。

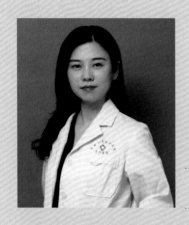

何宇

　　成都市中西医结合医院（成都市第一人民医院）眼科副主任医师，眼科学博士，硕士研究生导师。中国研究型医院学会神经眼科专业委员会委员、四川省医学会眼科学分会青年委员、四川省医学会眼科学分会白内障学组委员、四川省中医药学会眼科专业委员会委员、四川省中西医结合学会眼与全身病专业委员会委员、四川省康复医学会中西医结合分会委员、成都市康复医学会眼科康复专委会常务委员。曾赴意大利 Ancona 联合大学医院访问学习。

　　擅长青光眼、白内障手术以及微创青光眼白内障联合手术。主持四川省科技厅重点研发项目 1 项，参与国家级多中心研究课题及省、市级课题 10 余项，获实用新型专利 2 项，在国内外期刊发表论文 26 篇，参编专著 2 本。

编委会

主　审　王宁利

主　编　曾流芝　何　宇

编　委　曾流芝　何　宇　范罕英

　　　　荆　琳　辛　梅　王素贞

　　　　桑　青　姚　曼　樊　敏

配　图　陈乐欢

秘　书　王　芳　舒　静

时光荏苒，白驹过隙。往事依稀，素月流空。

转眼之间，我与成都市中西医结合医院（成都市第一人民医院）曾流芝主任团队并肩作战已7年有余。记得2016年8月我第一次来到四川省成都市，参加由成都市中西医结合医院主办的第一届天府青光眼论坛及微创青光眼手术（minimally invasive glaucoma surgeries，MIGS）继续医学教育学习班，我第一次做了MIGS手术直播演示，那时曾流芝主任的团队给我留下了非常深刻的印象。那是一支积极向上、勇于探索和创新的团队。当时在全国大多数医院还没有开展MIGS的时候，曾流芝主任就带领团队率先在四川省开展起来，这种超前意识是我比较欣赏的。我是在中国开展MIGS最早的医师，非常希望能把这项技术在全国普及，非常愿意帮助和指导那些有意愿开展MIGS的单位。因此，我与成都市中西医结合医院眼科团队结下了不解之缘。我们一同推进科室MIGS的开展及科室学科建设工作，一起探讨青光眼疑难杂症的解决方案，大家深入交流，互为师友，彼此相长，取得了一系列令人自豪的成果。他们不仅在青光眼的诊疗方面取得了显著的成果，还形成了同质化的高效管理模式，工作有成效，合作很愉快，回忆满满而隽永，快乐而美好！

医者仁心，大爱无疆。可以说，曾流芝主任的团队以其卓越的医术和无私的奉献精神，为微创青光眼领域的发展做出了重要贡献。他们不仅诊治了大量疑难病例，更在难治性青光眼的微创手术治疗方面做了许多开创性的工作，并积累了丰富的实践经验。为更多、更好地造福患者，他们已经举办了 7 届天府青光眼国际论坛、5 期微创青光眼手术培训班，将先进的微创青光眼手术技术教授给更多的医师。他们的教学工作不仅在西南地区有所影响，还辐射到了全国其他地区。

曾流芝主任多次在全国眼科年会上的青光眼手术直播中展现其精湛、娴熟的手术技巧，看到自己的学生成长，我感到很欣慰。特别是在 3T 手术方面，成都市中西医结合医院是继首都医科大学附属北京同仁医院之后第二家开展 3T 手术的单位，2022 年 12 月我在他们医院示教演示 3T 手术后，曾流芝主任就自主将该手术开展起来，并取得了很好的效果，令人欣喜。

最让人敬佩的是，曾流芝主任并没有满足于自我的提升，她始终怀着一颗仁爱之心：怀绵绵热忱而尽医学大业，念殷殷关切付诸患者健康，以将先进的微创青光眼手术技术传播出去为第一要务，以让更多的医师从中受益为第一目标，以为患者提供更好的医疗服务为第一心愿。为这三个"第一"，曾流芝主任和她的团队呕心沥血，尽毕生所悟，凝练成书，也才有了这样一本宝贵的专著诞生于世。所达成的这三个"第一"，不仅是对青光眼事业的贡献，更是对医学精神的传承。

该书不仅详细记载了各种内路微创 Schlemm 管手术的术式，还对操作细节上的宝贵临床经验进行了毫无保留的分享。难能可贵的是，曾流芝主任在书中将手术的很多关键步骤与主要环节都以图文并茂的方式进行了详尽的展示，对并发症的处理及预防也进行了详细的分享，且为每个重要步骤配以对应的视频进行演示，非常直观，便于读者学习。

最后，感谢曾流芝主任交墨宝与我。展案之上，反复研读，并与之讨论和修改，这些过程皆有回味，更有收获。我相信，本书将为广大的中青年青光眼医师带来宝贵的启迪和收获。同时，我也希望更多的青光眼专家能撰写更多、更优秀的作品，共同为提高我国眼科青光眼诊疗水平做出贡献。让我们携手努力，为患者带来更多希望和光明。

王宁利

2024 年 1 月

　　2016 年 8 月，在由成都市中西医结合医院（成都市第一人民医院）主办的第一届天府青光眼论坛及青光眼诊治新进展继续医学教育学习班中，非常荣幸地邀请到首都医都大学附属北京同仁医院王宁利教授来给我们讲授有关微创青光眼手术（MIGS）的相关内容，同时做了黏小管成形术、小梁消融术、内路 360° 小梁切开术等 MIGS 演示直播。第一次接触到这样的手术技术，令我耳目一新，也填补了四川省 MIGS 的空白。当时对于从事 20 多年青光眼专业的我来说，传统的小梁切除手术和引流阀植入术几乎是我们处理各种类型青光眼的"万金油"。这些传统抗青光眼手术虽然效果肯定，但是手术创伤相对较大，同时也不可否认地让我们经历过各种各样的并发症和困境。每每遇到这些问题的时候，我总会思考：有没有一种创伤小、恢复快、术后管理简单、并发症少的青光眼手术，让患者和医师不再遭遇和应对这些令人烦恼的并发症呢？那一年，王宁利教授演示的 MIGS 正好让我们见识了能规避传统青光眼手术种种并发症的新型手术技术。因此，我对这类微创青光眼手术产生了极大的兴趣。

　　2018 年春天，我被医院派到美国著名的 WILLS 眼科医院访问学习，有幸跟随美国著名的青光眼专家 Marlene Moster 教授，看到 Marlene Moster 教授娴熟操作各种各样的 MIGS，我大开眼界，尤其是观摩了许多房角镜辅助的 360° 小梁切开术（gonioscopic assisted transluminal trabeculotomy，GATT）。与我过去所看到使用昂贵的设备和微导管耗材不一样的是，Marlene Moster 教授在手术中有时候还使用 5-0 聚丙烯缝线，这让我暗自兴奋，那时候我们医院还没先进的 iTrack 手术系统设备，但这个缝线技术我回国后就能开展。

于是我在回国后不久，经过精心准备，和何宇博士一起尝试利用 5-0 缝线成功完成了第一例微导管辅助的全周小梁切开术（microcatheter assisted circumferential trabeculot-omy，MAT）和第一例 GATT，这给了我极大的信心。后来医院购买了 iTrack 手术系统，我们利用先进的微导管代替缝线顺利完成了大量 GATT 手术。

随着病例数增多，也会遇到一些问题：为什么会遇到缝线或光导迷路、阻塞？为什么术中房角会出血？遇到这些问题我应该怎么处理？我开始仔细思考手术的每一个步骤和环节，并将术中出现的各种各样的困难和容易导致手术失败的问题一一进行梳理、思考和总结，同时也常常请教王宁利教授和王怀洲教授。那段时间，每次进入手术室我都会带一本厚厚的手术记录簿和一个移动硬盘。我将每个手术过程进行录像，手术后反复回放、研究、思考和总结。

万事开头难，功夫不负有心人，一年后我已经能非常快速而熟练地完成 GATT 手术。不论是缝线还是微导管辅助，都进行得流畅而自如，而我也逐渐体会到微导管给手术带来的快捷性和安全性，连手术室的护士也不禁惊叹："曾主任现在做 GATT 手术比做白内障手术还要快呐！"听到这样的赞许，我和我的助手们也扬起会心的微笑。我不断地鼓励自己，遇到任何困难决不轻言放弃，决心一定要攻克 GATT 手术的所有难点，因为我知道：不积跬步，无以至千里。

时间来到 2019 年 8 月，在第三届天府青光眼论坛上，我们有幸邀请到美国 WILLS 眼科医院的 Marlene Moster 教授来成都参会并进行专题讲座，同时她为大会手术直播演示了 2 例 GATT。在这次演播中，GATT 手术作为一种新兴的 MIGS 再次得到与会嘉宾及线上参会专家的极大关注。在 Marlene Moster 教授停留成都的 1 周时间里，我们进行了深入细致的探讨和交流，Marlene Moster 教授不吝赐教，滔滔不绝地向我分享了 GATT 的很多手术细节，包括浅层巩膜静脉液流波（episcleral venous fluid wave）的检查和意义，结合查阅文献，让我对 GATT 手术操作技巧又有了更深一步的认识，也为我们后期临床工作的改进奠定了基础。加上术后患者大多预后和反馈很好，我便马不停蹄地开始在大量开角型青光眼和先天性青光眼患者中开展 GATT 手术。

2020 年 11 月，我有幸受邀参与了"中华医学会第二十五次全国眼科学术大会"iTrack 青光眼手术直播，演示了 1 例先天性青光眼 GATT 手术，手术顺利完成，得到同行的认可和赞扬，有不少青光眼爱好者给我发信息、打电话，和我讨论 GATT 手术技巧，使我感觉到国内同行对 GATT 的极大兴趣，于是我产生了一个想法：我要举办 GATT 培训班，把我们更多的经验和技巧分享给大家，希望把 GATT 这种 MIGS 推广开来，让全国更多的青光眼医师们能掌握并开展 GATT 手术，使更多的青光眼患者受益。

受新型冠状病毒感染疫情的影响，直到 2021 年 6 月 8 日，"第一期 GATT 培训班"终于在我们医院（成都市中西医结合医院）如期召开。没想到第一次开班，就有来自全国各地的数十名青光眼专家踊跃报名。培训班从专题讲座到动物眼实操，再到现场观摩手术演示，一一展开，每个步骤和细节我都毫无保留地次第分享，紧凑而实效，使首届培训班圆满成功！学员们纷纷表示："收获很大！有信心回去后就能开展 GATT 手术！"后来有不少学员告诉我，他们是反复看着我的手术视频开始学会做 GATT 的。我制作的 GATT 手术视频能帮助大家，这让我无比高兴。我想把这个培训班继续举办下去，希望全国各地对 GATT 手术感兴趣的青光眼医师，通过培训能很快开展此项技术，让 MIGS 广为传播和开展。这是我作为受幸运之神眷顾而暂时走在前面的青光眼医师一直以来的愿望，也是我的启蒙老师王宁利教授和 Marlene Moster 教授在 MIGS 学习道路上传承予我的职业使命和精神内涵。在这种愿望的驱动下，我们又开展了第二期、第三期、第四期、第五期 MIGS 培训班，从最初的 GATT 到 GATT 联合白内障手术，到房角镜辅助的内路部分小梁切开（gonioscopy assisted partial trabeculotomy，GAPT）和 GAPT 联合白内障手术，再到 3T 和 3T 联合白内障手术……培训内容越来越丰富，形式也越来越多样。随着技术的不断改进，我们也逐渐有了自己的培训教材，就是这本《内路微创 Schlemm 管手术操作技巧》。书中凝集了我和何宇博士等青光眼团队成员多年来在 GATT 和其他内路微创 Schlemm 管手术操作中积累的丰富经验，既包含各种内路 Schlemm 管手术极尽翔实的手术操作细节、术中用药和术后护理，又有各种并发症的预防和应急处理，以及我们多年来开展 MIGS 的临床研究成果。衷心希望本书能给广大青光眼临床医师、中青年专家，特别是 MIGS 的初学者，提供一个可参考的学习模板。当然，本书的部分内容只代表我个人观点，还存在一些不够成熟和值得商榷的地方，欢迎各位同道提出宝贵的意见和建议。

最后，我要感谢所有给我们帮助、鼓励和支持的眼科前辈和同道。感谢为此书付出心血的我的团队和学生们！

特别感谢首都医科大学附属北京同仁医院王宁利教授和王怀洲教授，美国 WILLS 眼科医院 Marlene Moster 教授，以及加拿大 Montreal 大学附属医院王倩倩教授，感谢他们在我 MIGS 成长路上给予的很多帮助和支持！感谢首都医科大学附属北京同仁医院王宁利教授团队的王怀洲教授、牟大鹏教授、辛辰教授对本书给予的指导和帮助，并授权使用相关资料！感谢厦门大学附属厦门眼科中心刘旭阳教授提供的宝贵图片！最后感谢成都市中西医结合医院眼科的全体医师和手术室护士团队，为每一台高质量的手术保驾护航……众多的扶持和帮助，数不胜数，无法一一致谢，但此尽可视为大家共同的心血和结晶，愿一起携手为普天下的青光眼患者带来光明和重燃生活的希望之光。

曾流芝

2024 年春于成都

Contents 目录

第一章　房角的解剖基础

第一节　房水的生理流通途径

　　房水由睫状突无色素上皮细胞分泌，可协助维持眼压，提供角膜后部、晶状体和小梁网代谢所需要的物质，是屈光介质的组成部分。房水的形成主要由 3 个生理过程完成：主动分泌（约 75%）、超滤过（约 25%）、扩散（很少），经血 - 房水屏障进入后房，通过瞳孔流入前房，最后经房水排出途径回到血液循环。

　　房水排出的主要途径是经小梁网（trabecular meshwork，TM）途径（占房水排出的 75%~90%），即房水经小梁网流入施莱姆管（Schlemm's canal，Schlemm 管），由房水静脉汇入表层巩膜静脉；次要途径是经葡萄膜巩膜途径（占 10%~20%），即房水经房角睫状体组织间隙进入睫状体上腔和脉络膜上腔，由睫状体、脉络膜和巩膜内的静脉循环排出；此外，还有微量房水经虹膜表面隐窝吸收，约占房水排出的 5%（图 1-1-1）。

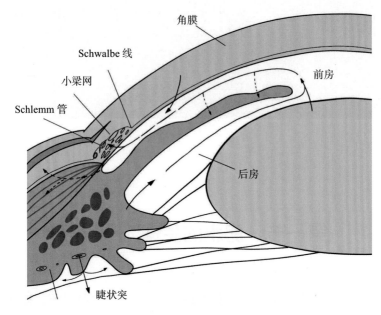

图 1-1-1　房水生成途径和房水排出途径

第二节　房角的解剖结构

　　前房角位于周边角膜与虹膜根部的连接处。在角膜缘内面有一凹陷，称巩膜内沟，沟内有网状组织（小梁网）及 Schlemm 管，沟的后内侧巩膜突出部分为巩膜突。基于此，前房角的前外侧壁为角膜缘，从角膜后弹力层止端（Schwalbe 线，也称前界线）至巩膜突（也称后界线）；后内侧壁为睫状体的前端和虹膜根部。因此，在正常前房角内可见到 5 个解剖结构：Schwalbe 线、小梁网（色素性和非色素性）、巩膜突、睫状体带和虹膜根部（图 1-2-1）。

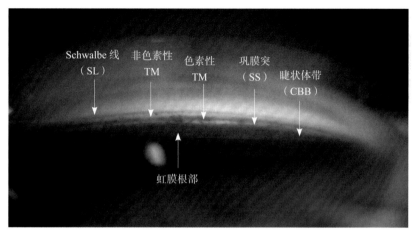

图 1-2-1　前房角镜下的房角结构

注：TM. 小梁网。

　　房水主要经小梁网排出，因此，小梁网是前房角最重要的结构，并且是内路 Schlemm 管手术的重要解剖标志。小梁网是由胶原纤维和弹力纤维束构成的网状组织，且在靠近 Schlemm 管处网眼缩小，可通过改变网孔的大小起调节眼压的作用。根据小梁网与 Schlemm 管的位置关系，将小梁网从后向前分为两部分：后 2/3 小梁网紧临 Schlemm 管内壁，有滤过房水的作用，称为功能小梁网，一般色素沉着较多，房水流出的主要阻力是在 Schlemm 管内皮及其与功能小梁网的结合部；前 1/3 小梁网不能滤过房水，称为非功能小梁网，一般色素沉着较少。因此，小梁网的功能主要是滤过房水和调控眼压。在房角镜下看到功能小梁网代表房角开放。

第三节　Schlemm 管的解剖结构

　　Schlemm 管是围绕前房角一周的房水输出管道，是由 Schlemm 管内皮细胞组成的管状结构，类似淋巴管，具有不规则管径，管腔直径 0.36~0.50 mm。Schlemm 管分为内壁和外壁，内壁仅由一层内皮细胞与小梁网相隔，外壁发出 25~35 条集液管（平均每个象限 6~9 条），通过巩膜内静脉丛与睫状前静脉相通。房水通过小梁网，经 Schlemm 管内壁进入 Schlemm 管腔，之后房水经小分支集液管进入房水静脉，最后进入巩膜表层的睫状前静脉而回到血液循环系统（图 1-3-1，图 1-3-2）。

　　正常人眼 Schlemm 管一般不会出现血液逆流到前房的情况。对于炎症、挫伤、眼球手术后眼压偏低的患者，检查房角时偶尔可见到血液从滤帘网眼中流向房角，立即停止检查血液会很快自然吸收。Schlemm 管充血与眼压有关，即在同一条件下，眼压偏低者 Schlemm 管容易充血，可见于正常眼加压时上巩膜静脉受压或远端静脉压增高时，如颈动脉 - 海绵窦瘘、甲状腺相关性眼病、Sturge-Weber 综合征、海绵窦血栓形成等。

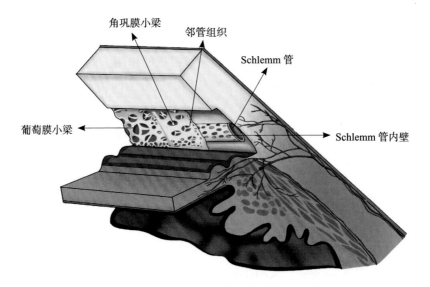

图 1-3-1　Schlemm 管的解剖结构

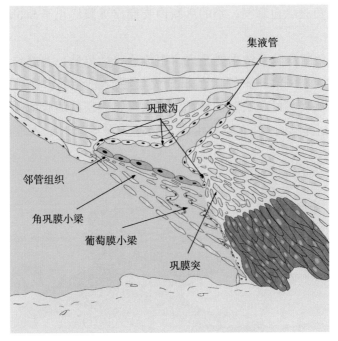

图 1-3-2 Schlemm 管的模式图

第四节 房角的血管解剖

房角结构的血液供应主要来自睫状血管的睫状后长动脉和睫状前动脉。睫状后长动脉由眼动脉分出 2 支,在视神经鼻侧和颞侧稍远处,斜穿巩膜入脉络膜上腔,前行达睫状体后部,开始发出分支,大多数分支到睫状体前、虹膜根部后面,与睫状前动脉的穿通支交通形成动脉大环;大环再发出一些小支向前,在近瞳孔缘处形成虹膜小环,一些小支向内至睫状突构成睫状体的血管网。睫状前动脉由眼动脉分支肌动脉发出的分支组成,在肌腱止端处发出的分支走行于表层巩膜与巩膜实质内,发出巩膜上支,前行至角膜缘组成角膜缘血管网；小的巩膜内支穿出巩膜终止于 Schlemm 管周围。

　　房角的静脉系统主要是房水引流途径的静脉。大部分房水通过小梁网、Schlemm 管后经小分支集液管进入房水静脉，经过位于浅层巩膜的上巩膜静脉丛，进入巩膜表层的睫状前静脉，最后经眼上静脉、眼下静脉由眶上裂进入海绵窦，汇入颈内静脉（图 1-4-1）。

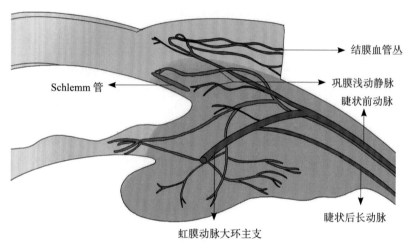

图 1-4-1　房角的血管解剖

第五节　房角的检查

　　房角的检查包括房角镜、超声生物显微镜（ultrasound biomicroscopy，UBM）、眼前节光学相干断层扫描（anterior segment optical coherence tomography，AS-OCT）等，其中最直观的、目前任何影像检查都不可替代的是房角镜检查。房角镜检查通过直观判断房角的宽度、虹膜插入位置、是否粘连、虹膜根部的形态、小梁网色素沉着程度等，辅助诊断青光眼类型、选择青光眼手术方式、观察术后房角情况。

一、房角镜检查

房角镜检查分为静态检查和动态检查两种。

❶ 静态检查

静态检查是在检查时不对眼睛施加压力而观察房角的自然状况。静态检查用以评价房角自然宽度和确定房角是否关闭，包括观察房角入口角度、周边虹膜形态、虹膜根部附着位置，以及房角结构的解剖标志。

操作要点：患者注视正前方，减少眼位变动，医者用短窄的小光束进行检查，避免房角镜倾斜、加压及光束经过瞳孔，避免瞳孔收缩。

❷ 动态检查

动态检查是在检查时人为施加一定的压力，增加房角深处结构的可见度，以确定最初静态检查发现的房角闭合是同位接触性还是粘连性闭合，判断房角关闭的范围及位置，间接反映疾病的严重程度，也可发现小的虹膜根部离断及睫状体分离裂隙。

操作要点：改变患者的注视眼位，嘱患者往镜面方向注视，同时医者往同一方向倾斜房角镜，施加一定压力，使用宽而明亮的裂隙光带进行检查。

房角镜检查示意图见图 1-5-1。

A

B

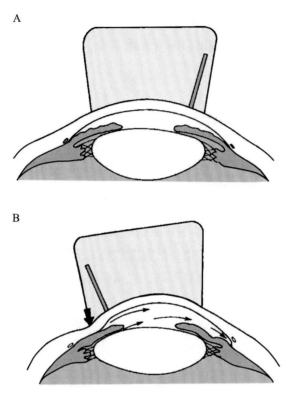

图 1-5-1 房角镜检查示意图
注：A.静态检查；B.动态检查（向镜面方向转动眼球和轻轻加压）。

二、前房角的分级方法

前房角分级用于评价房角宽度的数字分级及其与房角潜在闭合可能性的相互关系。分级方法有 Van Herick 分级（1969）、Scheie 分级（1957）、Shaffer 分级（1960）及 Spaeth 分级（1971）。其中，Spaeth 分级是根据静态和动态压陷前房角镜检查获得主要参数，综合虹膜根部附着位置、房角隐窝角宽度、周边虹膜形态及小梁网色素沉着等多方面因素，以字母编码形式全面地评价前房角构型的分级方法（图 1-5-2 至图 1-5-5，表 1-5-1）。

（1）虹膜根部附着位置（动态检查所见）用大写字母表达：编码 A 表示在 Schwalbe 线上或之前；编码 B 表示在 Schwalbe 线和巩膜突之间，即在 Schwalbe 线之后的小梁网上；编码 C 表示可见巩膜突，即在巩膜突上；编码 D 表示可见睫状体，即在睫状体带前部；编码 E 表示很深，睫状体＞1 mm，即在睫状体带后部（较深处）。

（2）房角隐窝角宽度：从 0°~40°（0°、10°、20°、30°、40°）表达，也有以 15° 增值来表达。

（3）周边虹膜形态：最新描述为 4 种形态。编码 b（bow）表示周边虹膜向前隆起；编码 p（plateau）表示高褶虹膜形；编码 f（flat）表示平坦的入口；编码 c（concave）表示周边虹膜明显向后凹陷。

（4）小梁网色素沉着（pigmentation of trabecular meshwork，PTM）：分为 0~4 级。没有色素为 0 级，轻微色素沉着为 1 级，致密色素沉着为 4 级，介于两者之间为 2 级和 3 级。

（5）其他房角异常：如周边粘连、新生血管、虹膜根部异常等。

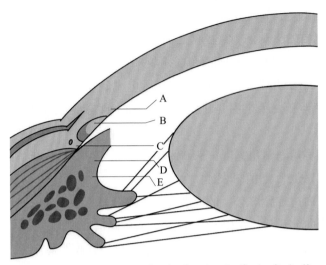

A = Anterior to Schwalbe line（SL）. 在 Schwalbe 线 上 或 之 前；
B = Between SL and scleral spur. 在 Schwalbe 线和巩膜突之间，即在
Schwalbe 线之后的小梁网上；C = sCleral spur visible. 可见巩膜突，
即在巩膜突上；D = Deep: ciliary body visible. 可见睫状体，即在睫
状带前部；E = Extremely deep:>1 mm CB. 很深，睫状体 >1 mm，
即在睫状体带后部（较深处）。

图 1-5-2　虹膜根部附着位置

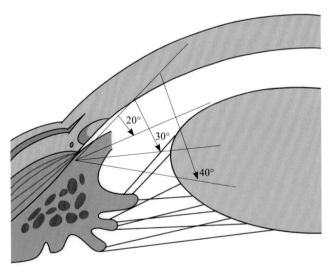

图 1-5-3　房角隐窝角宽度

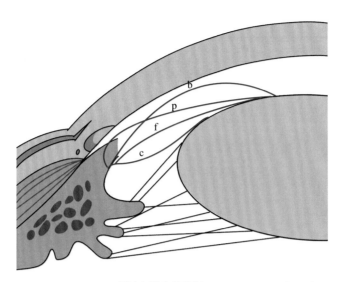

b = bowing anteriorly. 周边虹膜向前隆起；p = plateau configuration. 高褶虹膜形；f = flat. 虹膜平坦的入口；c = concave posterior bowing. 周边虹膜明显向后凹陷。

图 1-5-4 周边虹膜形态

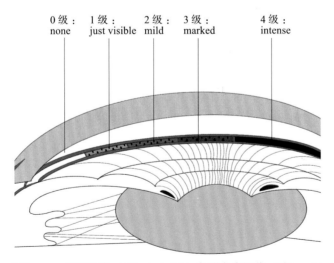

0 级 : none. 没有色素；1 级 : just visible. 轻微色素沉着；2 级 : mild. 中等量色素沉着；3 级 : marked. 多量色素沉着；4 级 : intense. 非常大量 / 致密色素沉着。

图 1-5-5 小梁网色素沉着

表 1-5-1　Spaeth 房角分级字母编码方法

基础	形态	分级（闭合可能性）
虹膜根部附着位置	Schwalbe 线上或之前	A（闭合）
	Schwalbe 线后	B（闭合）
	巩膜突及其附近	C（可能）
	睫状体带前部	D（不可能）
	睫状体带后部（极宽，至少见 1.0 mm）	E（不可能）
房角隐窝角宽度	0°、10°、20°、30°、40°	0°~40°
周边虹膜形态	陡峭或隆起	b
	高褶虹膜	p
	均匀平坦	f
	向后凹陷	c
小梁网色素沉着	0 级（没有），1 级（轻微），2 级（中等），3 级（多量），4 级（非常大量）	0~4 级

三、房角镜检查结果记录

　　根据不同象限 / 钟点位房角情况，依次记录虹膜根部附着点（A~E）、房角隐窝角宽度（0°~40°）、周边虹膜形态（b、p、f、c）、小梁网色素分级（0~4+ptm）及其他房角异常情况（周边粘连、新生血管、虹膜根部异常等）（图 1-5-6，图 1-5-7）。

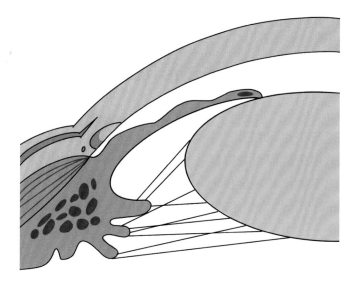

图 1-5-6 房角镜检查结果描述：C15b2+ptm

注：C. 达到巩膜突的位置；b. 前突型，即虹膜突起止于巩膜突，房角宽为 15°，虹膜构型前突并伴有少量色素沉着，有发生房角关闭的危险。

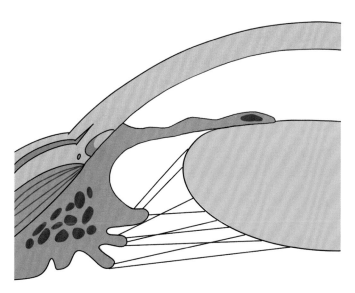

图 1-5-7 房角镜检查结果描述：A40f

注：A. 达到 Schwalbe 线；f. 虹膜平坦型，即房角的结构均被虹膜掩盖，房角宽为 40°，虹膜平坦构型，见于虹膜高褶综合征。

第六节　手术房角镜的使用

为了便于手术操作，手术房角镜一般设计为带手柄，所观察到的前房角结构一般为低倍放大的正像，视野范围较检查房角镜略宽。但操作有一定技巧，需要反复练习。下面介绍两种微创 Schlemm 管手术中常使用的房角镜：双面手术房角镜和单面手术房角镜。

❶ 双面手术房角镜

如 Ocular AHMED DVX，采用反射原理，放大倍率为 1.30X，静态视野 120°，接触直径为 10 mm，镜环直径为 23.5 mm，可360°旋转。一般用于手术中进行房角结构观察、房角分离、小梁网切开等。术中操作时无须调整患者头位及显微镜角度，只需要助手协助旋转镜头，就可以完成接近全周的房角分离，分离范围更宽。但是双面房角镜接触面较大，易压迫主切口，因此小梁切开刀和眼内镊操作空间有限（图 1-6-1 至图 1-6-3）。

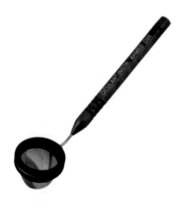

图 1-6-1　常用的双面手术房角镜

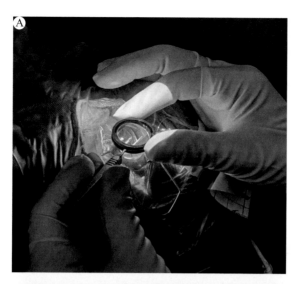

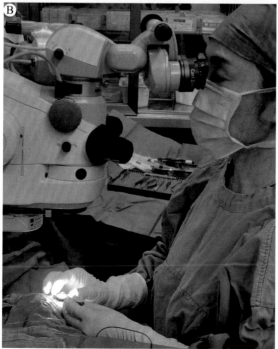

图 1-6-2　双面手术房角镜的使用

注：A. 双面手术房角镜可转动方向；B. 双面手术房角镜使用时不需要调整显微镜角度。

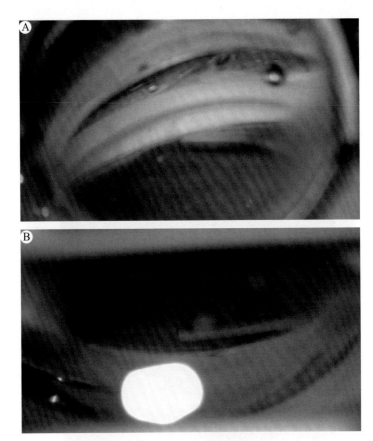

图 1-6-3　使用双面手术房角镜进行房角分离

注：A. 在双面手术房角镜下用黏弹剂分离粘连的房角；B. 在双面手术房角镜下用黏弹剂分离上方房角。

❷ 单面手术房角镜

如 VOLK 和 Ocular 的单面手术房角镜，采用直接成像原理，像为正像。VOLK Surgical Gonio 还可通过旋转镜头来满足对镜头位置的不同需求。单面手术房角镜除了可以进行房角分离，也非常适合直视下进行小梁网切开、夹取微导管和推送微导管等操作，但操作时需将患者头位进行倾斜、显微镜调整为 30°~45°（图 1-6-4，表 1-6-1，图 1-6-5）。

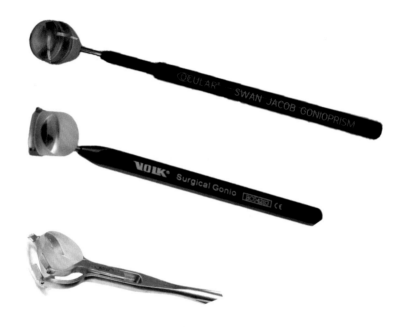

图 1-6-4　常用的单面手术房角镜

表 1-6-1　常用单面手术房角镜的参数

品牌	型号	放大倍率	接触面直径 /mm	环直径 /mm	手柄长度 /mm	镜头	静态视野
VOLK	SG	1.2X	9	10	75	可旋转	—
VOLK	TVG	1.2X	9	14	84	固定	—
Ocular	OSJAG	1.2X	9.5	—	88.17	固定	90°
Ocular	OASG-H	1.41X	10	—	72	固定	90°

注：—. 无内容。

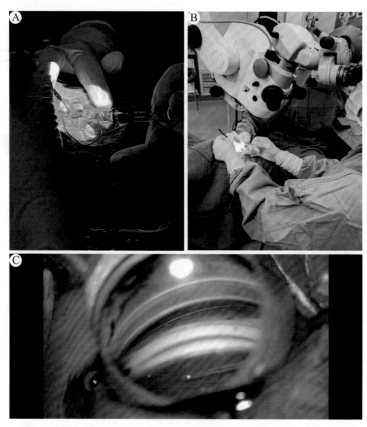

图 1-6-5　单面手术房角镜的使用

注：A. 单面手术房角镜下在前房内注射黏弹剂；B. 使用单面手术房角镜时，需调整显微镜的角度；C. 单面手术房角镜下看到的房角的结构。

参考文献

1. BRAUNGER B M, FUCHSHOFER R, TAMM E R. The aqueous humor outflow pathways in glaucoma: A unifying concept of disease mechanisms and causative treatment［J］. Eur J Pharm Biopharm, 2015, 95(Pt B):173-181.

2. TAMM E R, BRAUNGER B M, FUCHSHOFER R. Intraocular pressure and the mechanisms involved in resistance of the aqueous humor flow in the trabecular meshwork outflow pathways［J］. Prog Mol Biol Transl Sci, 2015, 134: 301-314.

3. GONG H, TRIPATHI R C, TRIPATHI B J. Morphology of the aqueous outflow

pathway［J］. Microsc Res Tech, 1996, 33(4): 336-367.

4. RIORDAN-EVA P, WHITCHER J, VAUGHAN D, et al. Vaughan & Asbury's general ophthalmology［M］. New York: McGraw Hill, 2008, 91(6): 577.

5. 黄秀贞. 临床前房角图谱［M］. 北京：人民卫生出版社, 2010：22.

6. 李凤鸣. 中华眼科学［M］. 北京：人民卫生出版社, 2004：206-218.

7. 葛坚, 王宁利. 眼科学［M］. 北京：人民卫生出版社, 2018：76-78.

8. SHARAWY M. Atlas of Anatomy［J］. Implant Dent, 2009, 8（3）：194.

9. 张秀兰, 王宁利. 图解青光眼临床诊治［M］. 北京：人民卫生出版社, 2014：2-4.

第二章 房角镜辅助的 360°小梁切开术

第一节 概 述

一、发展简史

360°小梁切开术是在黏小管成形术基础上发展起来的术式。1960 年，Smith 首先在尸眼上完成了 360°房角切开；1995 年，Beck 和 Lynch 应用 6-0 缝线完成 360°穿通并切开 Schlemm 管治疗先天性青光眼，取得了理想的治疗效果。之后越来越多的研究表明，360°小梁切开术治疗儿童青光眼及原发性开角型青光眼比传统小梁切开术有更高的成功率。Sarkisian 最早使用微导管引导的小梁切开术治疗先天性青光眼，共治疗 10 例（16 只眼）患者，该研究显示该术式治疗先天性青光眼安全有效。

我国首都医科大学附属北京同仁医院王宁利教授团队率先开展了微导管引导的 360°小梁切开术，将先天性青光眼的初次手术成功率由传统手术的 61.9% 提升至 86.4%，并且王宁利教授团队通过研究证实，对于经多次传统手术治疗眼压仍然失控的儿童青光眼患者，微导管引导的小梁切开术也是一种安全有效的治疗方式。

目前 360° 小梁切开术在国内外已被广泛应用于治疗原发性开角型青光眼，并且有越来越多的研究尝试将 360° 小梁切开术用于治疗继发性青光眼及难治性青光眼，也取得了较为理想的治疗效果。

二、手术原理

360° 小梁切开术是经角膜内路或经巩膜外路将带有导光纤维的微导管或 5-0 缝线插入 Schlemm 管，穿行一周后环形切开 360° 小梁网及 Schlemm 管内壁，使房水直接流入 Schlemm 管，从而减少小梁网处房水流出阻力，达到降低眼压的目的（图 2-1-1）。

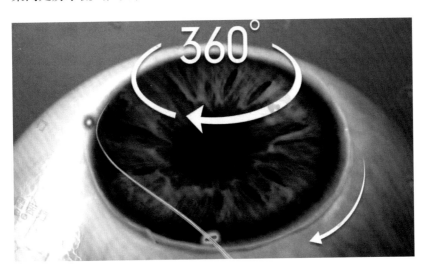

图 2-1-1　应用 iTrack 微导管环穿 360° Schlemm 管示意图
（图片由视博医疗授权使用）

三、术式分类及优缺点

360°小梁切开术分为经内路 360°小梁切开术和经外路 360°小梁切开术。前者又称房角镜辅助的 360°小梁切开术（gonioscopic assisted transluminal trabeculotomy，GATT），后者又称为经外路微导管辅助下 360°小梁切开术（microcatheter-assisted transluminal trabeculotomy，MAT）。

两种手术方式如何选择主要取决于角膜透明度，GATT 对角膜透明度要求高，而 MAT 不受角膜透明度的影响，在角膜透明或混浊时都可采用，故更多地应用于先天性婴幼儿型青光眼。

MAT 联合小梁切除术扩大了手术适应证，但它较 GATT 手术创伤更大，需制作结膜瓣及巩膜瓣，手术耗时长，手术技术要求较高，寻找 Schlemm 管有一定难度。而 GATT 手术创伤小，保留了完好的结膜、巩膜，手术时间短，更容易精准地找到解剖定位。但术中需要熟练地运用房角镜进行操作，并尽量避免眼内操作对房角和虹膜造成损害。目前临床证据表明，两种手术方式对于原发性开角型青光眼及原发性先天性青光眼的有效性及安全性相似，但尚未有两者更长期的疗效对比。

四、适应证

360°小梁切开术主要适合于以下类型青光眼：①原发性开角型青光眼；②原发性先天性青光眼、青少年性开角型青光眼；③色素性青光眼、激素性青光眼、剥脱综合征等房角开放但房水流出阻力主要在小梁网的继发性开角型青光眼；④闭角型青光眼联合白内障手术，或白内障术后房角开放但眼压仍偏高者。

五、禁忌证

一般认为 360°小梁切开术不适合以下类型的青光眼：①原发性闭角型青光眼；②新生血管性青光眼、继发性闭角型青光眼；③因上巩膜静脉压增加导致的继发性开角型青光眼。

参考文献

1. SMITH R. A new technique for opening the canal of schlemm. preliminary report〔J〕. Br J Ophthalmol, 1960, 44(6): 370-373.

2. BECK A D, LYNCH M G. 360 degrees trabeculotomy for primary congenital glaucoma〔J〕. Arch Ophthalmol, 1995, 113(9): 1200-1202.

3. MENDICINO M E, LYNCH M G, DRACK A, et al. Long-term surgical and visual outcomes in primary congenital glaucoma: 360 degrees trabeculotomy versus goniotomy〔J〕. J AAPOS, 2000, 4(4): 205-210.

4. CHIN S, NITTA T, SHINMEI Y, et al. Reduction of intraocular pressure using a modified 360-degree suture trabeculotomy technique in primary and secondary open-angle glaucoma: a pilot study〔J〕. J Glaucoma, 2012, 21(6): 401-407.

5. SARKISIAN S R JR. An illuminated microcatheter for 360-degree rabeculotomy [corrected] in congenital glaucoma: a retrospective case series〔J〕. J AAPOS, 2010, 14(5): 412-416.

6. SHI Y, WANG H Z, YIN J, et al. Microcatheter-assisted trabeculotomy versus rigid probe trabeculotomy in childhood glaucoma〔J〕. Br J phthalmol, 2016, 100(9): 1257-1262.

7. HU M, WANG H Z, HUANG A S, et al. Microcatheter-assisted rabeculotomy for primary congenital glaucoma after failed glaucoma surgeries〔J〕. J Glaucoma, 2019, 28(1): 1-6.

8. GROVER D S, GODFREY D G, SMITH O. et al. Gonioscopy-assisted transluminal trabeculotomy, ab interno trabeculotomy: technique report and preliminary results〔J〕. Ophthalmology, 2014, 121(4): 855-861.

9. GUO CY, QI X H, QI J M. Systematic review and meta-analysis of treating open angle glaucoma with gonioscopy-assisted transluminal trabeculotomy〔J〕. Int J Ophthalmol, 2020, 13(2): 317-324.

10. SARKISIAN S R, MATHEWS B, DING K, et al. 360° ab-interno trabeculotomy in refractory primary open-angle glaucoma［J］. Clin Ophthalmol, 2019, 13: 161-168.

11. 舒静，李晴，鲁流芝. Schlemm 管手术发展史［J］. 眼科学报，2020，35（04）: 262-270.

第二节　术前准备

一、手术设备及耗材的准备

（一）手术用物准备

（1）常规手术包。

（2）手术器械：显微有齿镊、显微平镊、角膜剪、显微持针器、眼科剪、开睑器、手术房角镜（单面和双面）（图 2-2-1，图 2-2-2）、Zeng's 小梁切开刀（图 2-2-3）、眼内镊（图 2-2-4）、人工晶体植入镊。

（3）一次性耗材及用物：iTrack-250A 眼科激光光纤导管 / UC100 微导管、眼科专用手术薄膜、15°眼科手术专用刀、1.8 mm 眼科手术专用刀、留置针医用透明敷料、医用透明质酸钠、一次性皮肤记号标记笔、注射器和冲洗针头等。

（4）药物准备：5% 聚维酮碘消毒液、2% 盐酸利多卡因注射液、左氧氟沙星滴眼液、妥布霉素地塞米松眼膏、卡巴胆碱注射液、复方氯化钠注射液、肾上腺素注射液等。

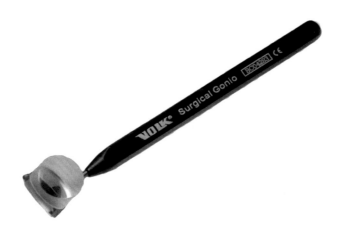

图 2-2-1　单面手术房角镜

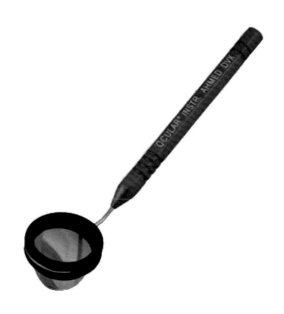

图 2-2-2　双面手术房角镜

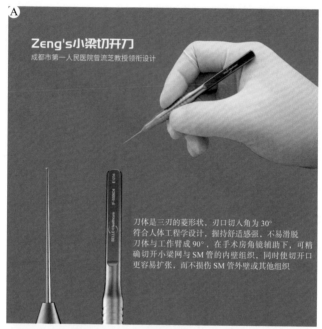

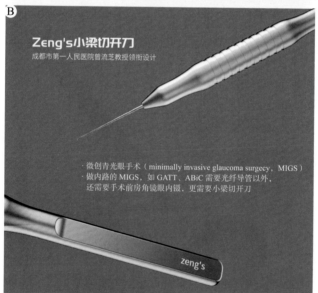

图 2-2-3　Zeng's 小梁切开刀（Zeng's TMK）

注：A.Zeng's 小梁切开刀三刃刀体及手持方法展示；B.Zeng's 小梁切开刀外观展示及临床应用。

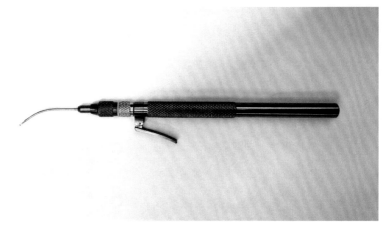

图 2-2-4　眼内镊

（二）仪器设备准备

术前需准备的仪器设备包括 iLumin™ 半导体激光光纤照明仪 / US100 激光光纤指示仪（图 2-2-5，图 2-2-6）、手术显微镜、超声乳化仪（含超声乳化灌注管道、注吸手柄，必要时准备电凝头及连接线）。

（1）将激光光纤照明仪放置于距离患者头部 1.5 m 以内的位置，便于操作，减少周围设备造成的磁场干扰。打开控制面板的电源开关，检查电池电量情况，如出现信号灯闪烁，则表示电池电量不足，应打开仪器底部电池盒盖更换电池。

（2）检查显微镜的光学功能是否完好，目镜是否复位、有无松动，根据手术医师的习惯调节好瞳距、屈光度数等参数，开启手术录像系统。

（3）开启白内障超声乳化仪管道，根据手术需求及主刀医师的习惯调节灌注 / 抽吸参数，用于 GATT 术后抽吸前房内黏弹剂及渗血。

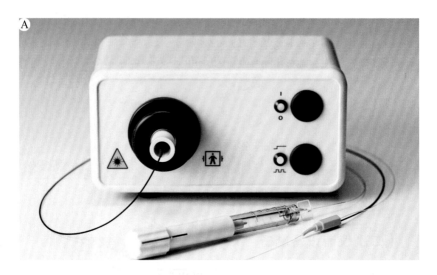

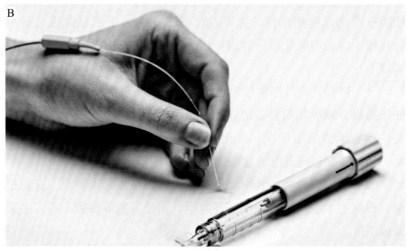

图 2-2-5　iTrackTM 系统（图片由视博医疗授权使用）

注：A. iLumin™ 半导体激光光纤照明仪；B. iTrack-250A 微导管。

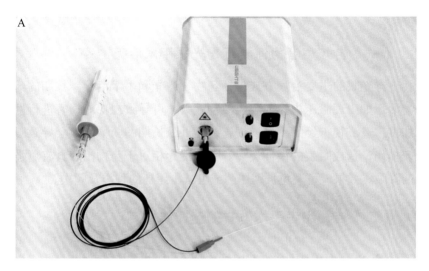

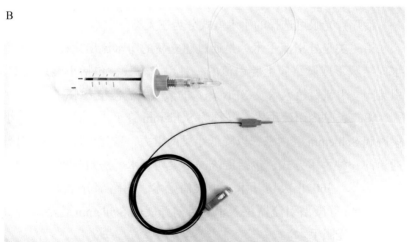

图 2-2-6 Usights 微导管手术系统（图片由天津优视公司授权使用）

注：A.US100 激光光纤指示仪；B.UC100 微导管，头端膨大圆滑设计（直径 270 μm），进入眼内段直径 200 μm，插入部分光纤导管长度 7.5 cm。

二、术前宣教与医患沟通

（一）告知患者为何要行青光眼手术治疗

青光眼的主要治疗方式包括药物、激光和手术治疗。长期的药物治疗如出现眼压失控或眼压波动较大，可导致视功能损害进行性加重，造成视神经的不可逆损害。此外，长期的药物治疗会导致眼表损伤，造成眼表的慢性炎症。手术治疗相对于药物治疗具有更强的降眼压效果，可避免长期用药或可减少用药的种类及频次。

（二）告知患者手术方式的选择依据

❶ 治疗青光眼可选择的手术方式

治疗青光眼可选择的手术方式分为三大类。

第一类是外引流手术，是通过建立新的房水流出途径，促进房水向结膜下或脉络膜上腔引流的一种手术方式，包括小梁切除术、引流阀、引流钉植入术及 XEN 等新的微型引流器植入术。

第二类是内引流手术，又称为 Schlemm 管手术，是通过打开小梁网和 Schlemm 管内壁，以降低小梁网阻力，重建生理性房水引流通道的一种手术方式，包括传统的小梁切开术、房角分离术、黏小管成形术、360°小梁切开术、小梁消融术、内路部分小梁切开术，以及 iSten 等微型引流器植入术。目前开展的 Schlemm 管手术多属于微创青光眼手术。

第三类是房水生成减弱术，是通过破坏睫状体减少房水的生成，包括睫状体冷冻、光凝和超声治疗等。

其他还有多通路的抗青光眼手术方式，包括二氧化碳激光辅助深层巩膜切除术（CO_2 laser-assisted sclerectomy surgery，CLASS）和穿透性 Schlemm 管成形术（Penetrating canaloplasty，PCP）等。

原发性开角型青光眼患者房水流出阻力最大的部位是小梁网和 Schlemm 管内壁，所以适合选择 Schlemm 管手术，通过切开小梁网及 Schlemm 管内壁，在前房和 Schlemm 管之间建立直接的房水通路，以促进房水生理性流出。

❷ 房角镜辅助的 360° 小梁切开术的优点

（1）微创手术不破坏结膜及巩膜组织，切口最大 2 mm 左右，手术时间短，恢复快，修复后不留痕迹，如后期眼压控制欠佳，可以加入适量降眼压滴眼液或再次采用其他抗青光眼手术。

（2）该手术符合生理性房水引流途径。

（3）精准作用于阻塞部位——小梁网及 Schlemm 管内壁，降眼压效果确切。

（4）对于房角开放的儿童青光眼，手术成功率高。

（5）术后并发症相对较少，术后无须滤过泡维护。

（6）适用范围广，可用于小梁切除术或引流阀植入失败的开角型青光眼、白内障联合房角分离术后的闭角型青光眼。

❸ 其他可替代的手术方式

（1）传统小梁切除术：降眼压效果确切，价格便宜，但容易出现浅前房、低眼压、滤过泡瘢痕化等并发症，随着时间推移，降眼压效果逐渐降低，远期治疗效果不理想，需要滤过泡维护。

（2）内路黏小管成形术：降眼压效果有限，适合于基础眼压不太高的早期或部分进展期原发性开角型青光眼患者，优点是微创、术后出血少。

（3）部分小梁切开术：由于小梁网切开范围较小，降眼压效果有限，适合基础眼压不太高的开角型青光眼患者，或联合白内障和房角分离术治疗闭角型青光眼。

（4）深层巩膜切除术：多通路降眼压，降眼压效果较为稳定，手术操作不穿透前房，但仍然存在前房低眼压、滤过道瘢痕化等并发症。

（三）手术耗材的选择：微导管和缝线

❶ 微导管的优点和缺点

优点：①头端细小而圆润，更易进入 Schlemm 管；②头端有指示灯，可显示导管穿行的位置，导管迷路时可清楚地显示导管所在的位置，避免导管进入脉络膜上腔；③穿行过程中可通过微导管向 Schlemm 管内注入黏弹剂，可对 Schlemm 管进行扩张，打开塌陷的 Schlemm 管及集液管疝，使穿行更为顺畅。

缺点：耗材费用高。

❷ 缝线的优点和缺点

优点：费用低。

缺点：①头端烧灼后膨大，光滑度欠佳，不易进入 Schlemm 管；②穿行位置不可见，迷路后易于进入脉络膜上腔，或穿破小梁网和 Schlemm 管内壁进入前房，导致手术成功率偏低，只能行部分小梁切开或次全切；③缝线硬度不够，穿行阻力较大，且没有对 Schlemm 管的扩张作用。

（四）告知患者手术风险

（1）有术中、术后前房出血的可能。

（2）不能实现全周穿通和 360° 小梁网切开时，可以行部分小梁切开或次全切开，对眼压仍有控制作用。

（五）告知患者术后可能出现的并发症

（1）轻度至中度的前房积血：一般在术后 1 周内可完全吸收，不影响降眼压效果；极少数患者出现前房积血持续不吸收，必要时需要在前房冲洗术后 1 周禁止剧烈运动，术后 3 天尽量半卧位休息。

（2）术后眼压反跳：常在术后 1 周左右出现，可临时加用降眼压药物，之后逐渐回落至平稳。

（3）睫状体脱离：药物保守治疗一般可恢复。

（4）感染：因手术切口小，发生概率极低，但术后仍需规范使用滴眼液预防感染，如出现突发眼红、眼痛、视力骤降，应及时就诊。

三、完善各种医疗文书签字

术前应充分告知患者及委托人疾病的诊断情况、手术治疗的必要性、手术原理、手术方式的选择依据，以及可替代的手术方案、术中和术后可能出现的并发症及意外情况、拟采取的预防术中和术后并发症及意外情况的有效措施、手术治疗的预后和费用估计等内容。

主要涉及的医疗文书包括《青光眼手术知情同意书》《麻醉知情同意书》《一次性医用高值耗材（贵重药品）使用知情同意书》《眼科自费耗材同意书》等，对于合并白内障的青光眼患者，如与白内障手术联合，需告知患者及委托人白内障手术相关问题，并签署相关同意书。主要宣教资料包括《青光眼手术患者须知》《青光眼术后用药须知》。部分医疗文书及宣传资料详见附录。

四、术前用药

❶ 抗生素

术前 2~3 天，针对患者双眼局部给予广谱抗生素滴眼液，预防感染。

❷ 降眼压药物

可继续使用术前降眼压药物，但对于术前已有严重药物性角膜炎者，为维持术中角膜透明，增加房角镜下房角结构的清晰程度，术前 2~3 天可停用局部降眼压眼液，改为全身口服或静脉使用降眼压药物，以减少角膜药物毒性反应。

❸ 修复眼表的药物

术前可使用无防腐剂的人工泪液滋润眼表，如存在药物毒性角膜炎，可加用修复眼表滴眼液及低浓度激素滴眼液，角膜损伤严重者，可加用氧气雾化滋润眼表以促进修复。

❹ 止血药

为防止术中、术后出血，术前 1 天可口服中药止血药，术前 30 min 加用止血药肌内注射可进一步减少出血。

❺ 缩瞳剂

术前或术中使用缩瞳剂可以使房角镜下房角结构暴露更充分，便于手术操作，推荐术前 1 h 使用 1% 或 2% 毛果芸香碱滴眼液点术眼缩瞳，每 10 min 1 次，共 3 次，尽量避免术中在前房内使用药物而导致眼内组织反应，尤其是角膜内皮反应，而影响手术视野清晰度。另外，如果有晶状体眼，将瞳孔缩小可减少眼内器械操作损伤晶状体的风险；如果是人工晶体眼，缩小瞳孔可防止前房出血流入晶状体囊袋内影响术后视力。

五、麻醉

❶ 小儿麻醉

儿童一般不能配合手术制动及眼位，故采取全身麻醉。行全身麻醉时为了减少用药剂量，可以联合使用表面麻醉药物或球周注射局部麻醉药物。

❷ 成人麻醉

一般采用盐酸丙美卡因滴眼液或盐酸奥布卡因滴眼液表面麻醉3 次，同时术中可经前房注入 1 ：1 稀释的利多卡因 0.1~0.2 ml 即可达到满意的麻醉效果；对于疼痛敏感者可联合球周麻醉，对于过度紧张的患者建议采取全身麻醉。

第三节　手术操作技巧

一、手术准备工作

（1）麻醉方式选择表面麻醉、局部麻醉或全身麻醉。

（2）常规消毒铺巾。

（3）术眼贴手术薄膜，开睑器开睑。

（4）角膜表面点黏弹剂保护角膜，结膜囊内滴聚维酮碘消毒，保留 30~60 s 后冲洗结膜囊将聚维酮碘消毒液清洗干净。

（5）连接激光光纤照明仪，检查微导管光纤是否正常闪烁。连接好微导管的推注器，并排掉其前段的空气，直至看到有黏弹剂推出微导管。

（6）用一次性输液贴将微导管后端固定于患者眉上额部（左眼）或外眦外下部（右眼），预留足够的穿行长度，可将微导管头端暂时卡在开睑器颞侧下，以防微导管影响手术操作或被折断（图2-3-1）。

（7）用标识笔将 15° 手术刀、1.8 mm 或 2.0 mm 手术刀染色。

（8）手术者坐位在患者的颞上或颞侧。

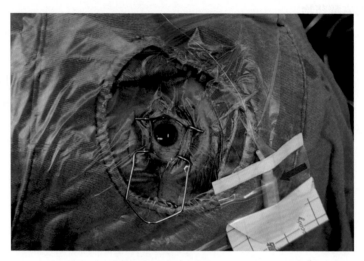

图 2-3-1　输液贴固定微导管（红色箭头所指）

二、手术基本步骤

❶ 制作手术切口

于透明角膜缘，用 15°手术刀在颞下和鼻上开做 2 个辅助切口，用 1.8 mm 或 2.0 mm 手术刀于颞上透明角膜缘制作主切口，如联合白内障手术，根据人工晶体的种类，可选择普通切口 3.0 mm 或者微切口 1.8~2.2 mm 作为主切口，建议尽量选择微切口作为主切口，以有利于前房的稳定。

需要说明的是，制作两个辅助切口的目的有二：第一，如果出现微导管迷路或不通，方便换方向；第二，冲洗前房角时方便操作。另外，两个辅助切口位置约成 180°角或小于 180°，主切口放于 2 个辅助切口中央位置，这样更利于手术操作（图 2-3-2）。需要特别注意的是，制作透明角膜缘切口时，尽量避免伤及角膜缘血管，一旦伤及角膜缘血管，会导致出血，影响前房角镜的视野清晰度。

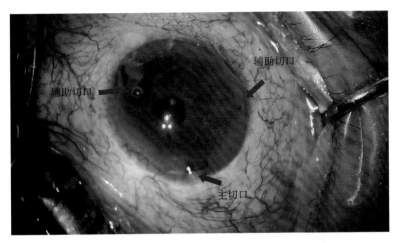

图 2-3-2　颞上 1.8 mm 切口，颞下和鼻上辅助切口

❷ 眼内麻醉

仅靠表面麻醉往往达不到满意的麻醉效果，联合球周麻醉效果比较好，但是对于疼痛敏感的患者，如果在手术操作中仍然感觉疼痛，可以在制作好切口后在前房内注入 1：1 比例稀释的 1% 利多卡因注射液 0.1~0.2 ml 进行眼内麻醉。如果是全身麻醉，则无须注入眼内麻醉药物。

❸ 眼内缩瞳

进行单纯 GATT 的患者，在术前 30 min 可给予术眼毛果芸香碱滴眼液。如果术前缩瞳效果不好，需要在前房内注入 1：1 比例稀释的卡米可林注射液进行缩瞳（图 2-3-3）。

缩瞳的目的是可以充分暴露房角的结构，同时瞳孔缩小可以避免眼内操作的器械损伤晶状体。如果是人工晶体眼，缩小瞳孔可避免前房的回血或出血进入囊袋。

全身麻醉、局部麻醉或眼内麻醉后均有扩大瞳孔的现象，如果在手术操作过程中发现瞳孔散大，有损伤晶状体的风险，可以在术中对患者的眼内追加稀释的卡米可林缩瞳药物。

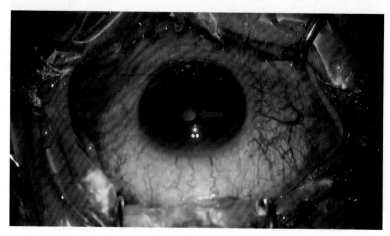

图 2-3-3　术前缩小的瞳孔（箭头所指）

❹ 前房内注入黏弹剂

在前房内注入黏弹剂，使眼压升高 30 mmHg 左右，有利于维持前房深度和防止出血。

❺ 调整手术显微镜的位置和患者头位

调整手术显微镜，使之倾斜 30°~45°，患者头位朝鼻下偏斜（图 2-3-4）。

❻ 预置微导管

术者用撕囊镊或平镊夹住微导管前端，于鼻侧或者颞侧辅助切口插入微导管至前房中央，助手用示指轻压住微导管，辅助固定微导管保持其在眼内的位置和方向，防止移位和滑脱（图 2-3-5）。

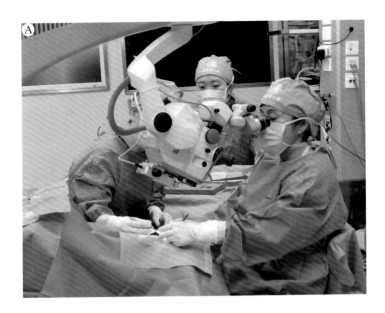

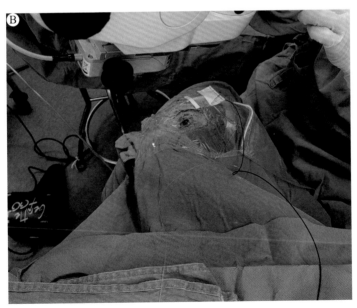

图 2-3-4　手术显微镜位置和患者头位

注：A. 显微镜倾斜 30°~45°；B. 患者头位朝鼻下偏斜。

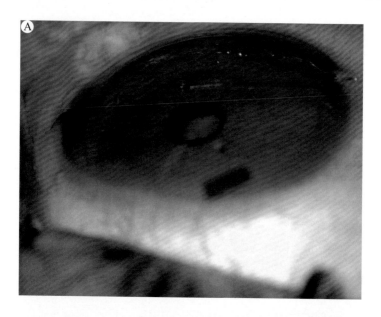

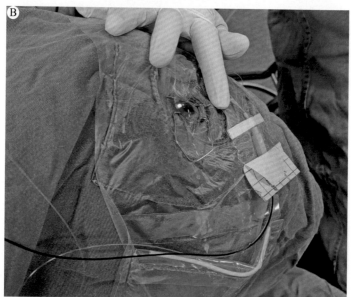

图 2-3-5　预置微导管

注：A. 预置微导管至前房中央；B. 助手示指轻压固定微导管。

❼ 小梁切开口的制作

在角膜表面涂上黏弹剂，放置房角镜看清房角，于 7∶30 方位左右（左眼）或 4∶30 方位左右（右眼）位置，用 Zeng's 小梁切开刀切开小梁组织及 Schlemn 管内壁 1~2 mm，用黏弹剂扩张 Schlemn 管切开口，使其开口更加清晰，以利于微导管导入，同时用黏弹剂后推虹膜根部组织以增加空间，降低损伤虹膜根部的风险，防止出血。

❽ 导入微导管

用眼内颞轻轻夹住微导管近头端，从小梁切开口一断端插入 Schlemm 管，使微导管逆时针或者顺时针前行，微导管每前行 1~2 个钟点便推注 1 次黏弹剂，注意不要过度推注黏弹剂，并仔细观察角膜后弹力层是否有脱离，如有脱离征象，停止注入黏弹剂。

❾ 360° 小梁切开

当微导管穿行 360° 后，见闪光的微导管头端从 Schlemn 管切开口另一断端穿出，夹住微导管头端并轻柔牵拉至前房中央，同时用镊子夹住球外段的微导管轻柔地缓缓向外牵拉，利用微导管的切割力量将小梁组织及 Schlemm 管内壁 360° 全周切开。

GATT 手术操作可扫视频二维码（视频 2-3-1）观看，手术关键步骤见图 2-3-6。

值得注意的是，牵拉微导管切开小梁组织及 Schlemm 管内壁时，一定要缓慢、轻柔，力量适中，切忌过快、过猛地牵拉微导管，否则容易造成后弹力层脱离。

视频 2-3-1

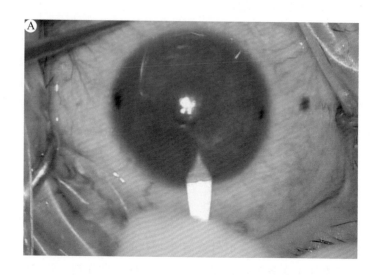

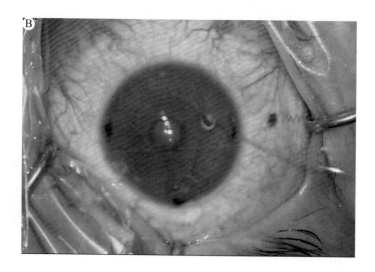

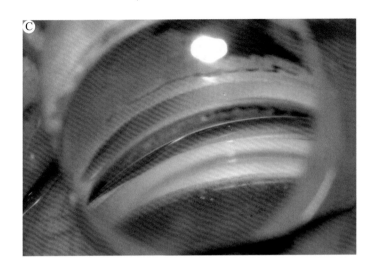

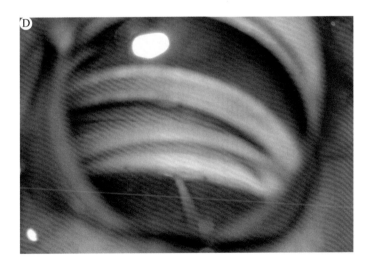

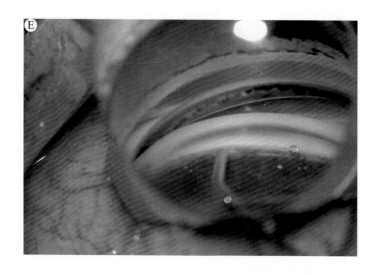

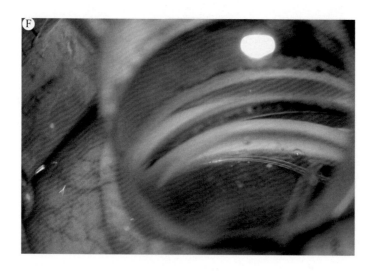

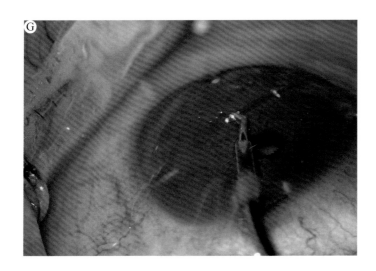

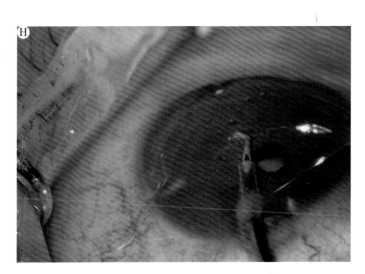

图 2-3-6　GATT 手术关键步骤示意图

注：A. 制作切口；B. 预置微导管；C. 放置前房角镜；D. 切开小梁网及 Schlemm 管内壁；E. 打黏弹剂扩开切口；F. 插入微导管并向前推行；G. 牵拉微导管切开小梁（1）；H. 牵拉微导管切开小梁网（2）。

⑩ 前房黏弹剂的处理

用平衡盐溶液冲洗前房黏弹剂，可适当留少许黏弹剂或前房注射气泡使眼压维持在稍高的状态，防止前房角回血。

⑪ 浅层巩膜静脉液流波检查

检查浅层巩膜静脉液流波（episcleral venous fluid wave，EVFW）的方法：用冲洗针头分别在鼻上、鼻下、颞上、颞下 4 个象限房角用平衡盐溶液加压冲洗，在加压冲洗时检查角膜缘后表层巩膜静脉血管的变化，如果角膜缘后结膜颜色由红润变苍白或者见浅层巩膜静脉血管（房水静脉）由红变白，说明有冲洗液体在血管内流动，称为 EVFW 阳性，应详细记录 EVFW 的方位和范围；如果加压冲洗时未见 EVFW，可在此象限反复冲洗 3~4 次，直至见到 EVFW，冲洗结束。EVFW 检查的具体操作可扫二维码观看视频（视频 2-3-2，视频 2-3-3），或见图 2-3-7。

视频 2-3-2　　　　　视频 2-3-3

EVFW 检查的目的在于检查全周房水通路是否通畅，同时将狭窄、关闭的房水通路重新开放，减少房水流出阻力，增加降眼压的作用。

⑫ 封闭切口

水化切口，形成前房，检查眼压，用海绵棒或棉签检查切口是否密闭，手术结束。如果角膜切口闭合欠佳或困难，必要时可缝合闭合切口，以保证术后眼压处于稍高状态。

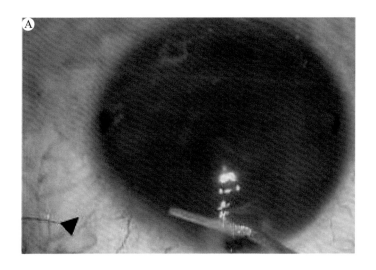

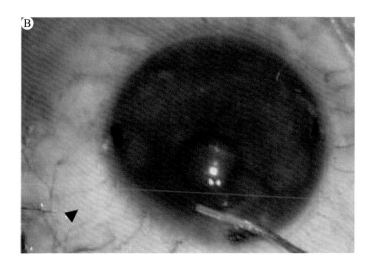

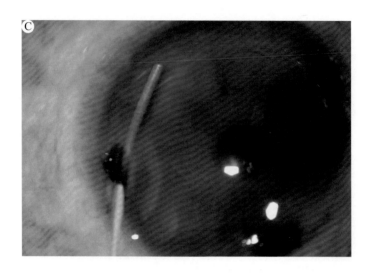

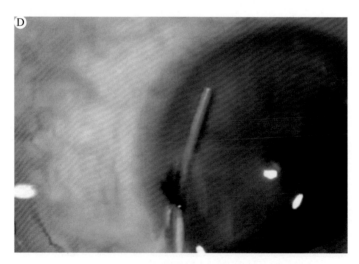

图 2-3-7　浅层巩膜静脉液流波检查示意图

注：A. 浅层巩膜血管可见；B. 冲洗后浅层巩膜血管变白；C. 加压冲洗前巩膜血管及结膜弥散为淡红色；D. 加压冲洗后巩膜血管及结膜弥散变白。

三、术中并发症的处理

（一）出血：最常见

❶ 原因

（1）角膜缘切口出血：切口靠后，损伤角膜缘血管。

（2）房角出血：①Schlemm管充血明显时常见或容易出血；②眼压偏低；③术中操作不当，损伤虹膜根部或者房角的血管；④术中操作不当，进入Schlemm管过深，伤及Schlemm管外壁等组织。

❷ 处理及预防

（1）角膜缘出血的处理及预防：尽量避开角膜缘血管，如不小心损伤角膜缘血管，少量出血不影响手术视野的清晰度，可不做特殊处理，如出血明显，可用肾上腺素棉片止血。透明角膜缘切口规范操作见图2-3-8。

（2）房角出血的处理及预防：术前常规使用止血药物，手术中切开小梁组织和Schlemm管内壁前，打黏弹剂把眼压升高至30 mmHg左右并维持前房足够的空间和深度。在手术操作过程中，注意规范操作，如切开口出血，用黏弹剂推压可扩张切开口并清晰地暴露视野，便于微导管顺利插入（图2-3-9）。

在微导管行进过程中保持眼内镊子前后左右有充足的空间活动，尽量勿伤及虹膜根部组织，如伤及虹膜组织导致出血，少量出血不影响手术操作，可不做特殊处理。如房角出血较多，影响视野清晰度，使手术难以进行，可进行前房冲洗，清除前房出血时可先注入1∶10的肾上腺素冲洗前房，再注入黏弹剂升高眼压，此时房角不再出血，手术便可继续进行。遇到房角出血，需要更多的耐心（图2-3-10）。GATT术中出血处理可扫二维码观看视频（视频2-3-4）。

视频2-3-4

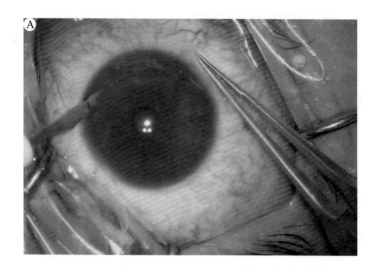

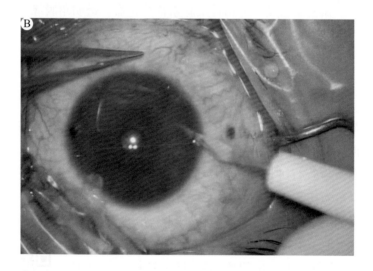

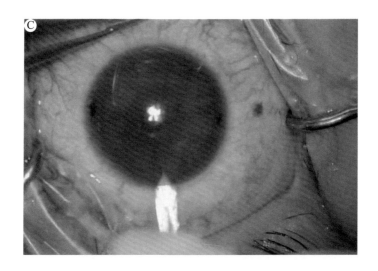

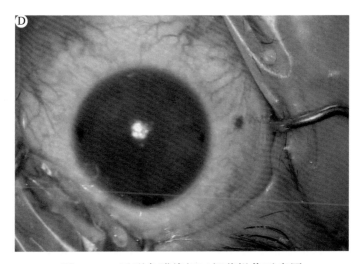

图 2-3-8 透明角膜缘切口规范操作示意图

注：A. 制作第一个辅助切口；B. 制作第二个辅助切口；C. 制作主切口；
D. 显示切口均未出血。

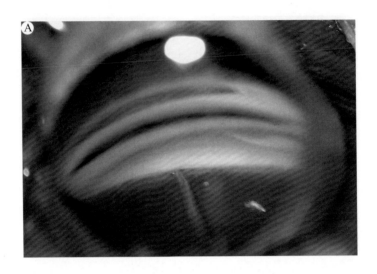

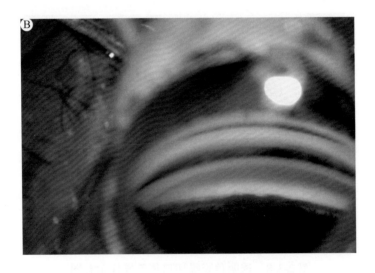

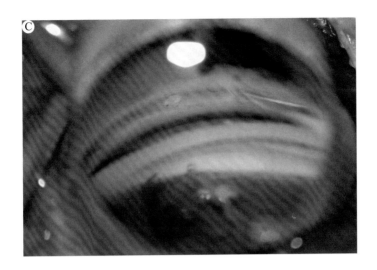

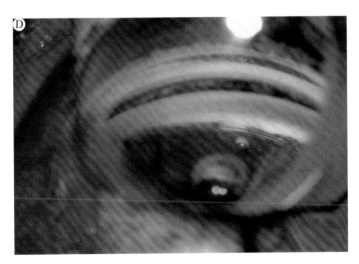

图 2-3-9 房角出血的处理（一）

注：A. 切开小梁网；B. Schlemm 管出血；C. 用黏弹剂推压止血；D. 微导管顺利插入 Schlemm 管内。

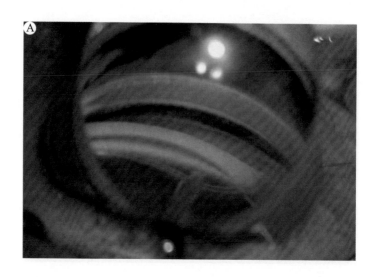

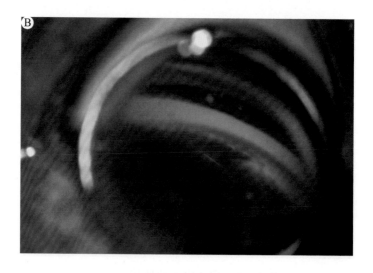

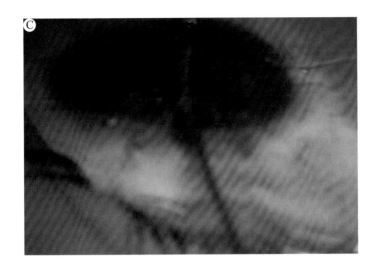

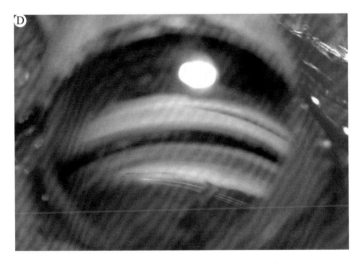

图 2-3-10　房角出血的处理（二）

注：A.微导管在 Schlemm 管走行无出血；B.眼内镊伤及虹膜根部，出血明显；C.冲洗前房；D.视野清晰，微导管继续前行。

（二）微导管迷路：比较常见

❶ 原因

常见于 Schlemm 管发育异常，如憩室或塌陷、阻塞使微导管偏离 Schlemm 管，致微导管进入脉络膜上腔或前房内。

❷ 处理及预防

（1）为确保微导管进入 Schlemm 管时位置准确，如果在前行过程中发现微导管迷路到脉络膜上腔或前房，应首先回退微导管，换方向重新插入微导管，往往可以顺利穿过 360°。

（2）如果换方向时也出现迷路，则可尽量利用微导管进行双侧次全切开。

光导迷路退出换方向的具体操作可扫二维码观看视频（视频 2-3-5）。

视频 2-3-5

（三）Schlemm 管内阻塞：比较常见

❶ 原因

主要是由于 Schlemm 管先天发育异常或者病理塌陷、狭窄、阻塞、分隔、憩室改变造成。

❷ 处理及预防

（1）当遇到阻塞时，可稍回退微导管并打黏弹剂重新前行，此步骤反复多次后通常会解除阻塞。

（2）如果阻塞未解除，微导管难以继续前行，可以退出微导管，换方向从另一端导入，如果仍然出现微导管难以通过，根据阻塞的位置，可行内路切开或外部切开 Schlemm 管阻塞部位以解除阻塞，使微导管继续前行。

（3）如小梁切除术后或引流阀术后，往往阻塞在原手术部位，由于原手术部位一般位于上方，难以从内路切开阻塞部位，同时滤过泡或引流阀的影响也难以从外路切开阻塞部位，遇到此情况可先行单侧切开 Schlemm 管内壁和小梁组织，再换方向行另一侧切开，双侧合围可达近 360° 切开小梁组织。

导管受阻换方向的具体操作可扫二维码观看视频（视频 2-3-6）。

视频 2-3-6

（四）后弹力层脱离：极少见

❶ 原因

多由房角的角膜发育异常和操作不当所致。例如，打黏弹剂的量过大，Schlemm 管内壁和小梁组织比较厚或有瘢痕，行 360° 切开时速度过快、过猛等。

❷ 处理及预防

（1）在准备微导管时，需检查微导管头端出黏弹剂的量的多少，有时候出黏弹剂量少，有时候出黏弹剂量多。当微导管头黏弹剂的量适中时，微导管每前行 1 个钟点位（30° 范围）打 1 次黏弹剂，动作轻柔，缓慢前行，同时密切观察房角角膜后弹力层的情况；如发现有黏弹剂进入后弹力层时，停止打黏弹剂，继续完成微导管的穿行。

（2）在行 360° 切开时，清除角膜上的黏弹剂，要保持视野清晰，看清前房内的微导管和角膜，牵拉微导管时动作宜轻柔缓慢，仔细观察角膜后弹力层的情况，是否有脱离发生，切忌牵拉微导管过快、过猛，导致后弹力层脱离。如果发现有后弹力层脱离征象，可调整牵拉微导管的力度和方向，避免加重后弹力层脱离。

（3）在冲洗前房时，看清冲洗针头的位置，冲洗的力度适中，勿伤及房角的角膜，否则会导致前房水进入后弹力层后弹力层的脱离。

（4）对于局限小范围的边缘的后弹力层脱离，不影响术后视力的可以不做特殊处理，术后可自然吸收。如果后弹力层脱离范围大，会影响术后视力，需要术中处理。对于单纯脱离，可注入空气或惰性气体，使气泡尽量填充满前房；如后弹力层间有黏弹剂或积血，可术中内路穿刺，尽量排除积血和黏弹剂，再行前房内注气；若脱离范围较大，可联合后弹力层缝合术。

（五）房水迷流：少见

❶ 原因

常见于高度近视眼悬韧带松弛或冲洗前房时水流量过大导致房水进入后房和玻璃体腔，导致眼压升高，前房变浅。

❷ 处理及预防

（1）冲洗前房时尽量减少房水冲洗的时间、冲洗前房的力度，避免房水迷流，尤其是高度近视患者。

（2）术中出现房水迷流，前房变浅眼压升高时，可用冲洗针头在眼球外轻轻拍打和按摩睫状体部位，使后方房水回流到前房，必要时给予肾上腺素散瞳，通常可缓解。

（3）术中也可以不做特殊处理，术后输甘露醇或使用降眼压药。

参考文献

1. SAHEB H, AHMED I I K. Micro-invasive glaucoma surgery: current perspectives and future directions［J］. Curr Opin Ophthalmol, 2012, 23: 96-104.
2. GROVER D S, GODFREY D G, SMITH O, et al. Gonioscopy-assisted transluminal trabeculotomy, ab internotrabeculotomy: technique report and

preliminary results［J］. Ophthalmology, 2014, 121: 855-861.

3. GROVER D S, SMITH O, FELLMAN R L, et al. Gonioscopy assisted transluminal trabeculotomy: an ab interno circumferential trabeculotomy for the treatment of primary congenital glaucoma and juvenile open angle glaucoma［J］. Br J Ophthalmol, 2015, 99: 1092-1096.

4. GROVER D S, FELLMAN R L. Gonioscopy-assisted transluminal trabeculotomy (GATT): thermal suture modification with a dyestained rounded tip［J］. J Glaucoma, 2016, 25: 501-504.

5. FELLMAN R L, FEUER W J, GROVER D S. Episcleral venous fluid wave correlates with trabectome outcomes: intraoperative evaluation of the trabecular outflow pathway［J］. Ophthalmology, 2015 , 122(12): 2385-2391.

6. AKTAS Z, OZMEN M C, ATALAY H T, et al. Evaluation of episcleral venous fluid wave during gonioscopy assisted transluminal trabeculotomy in patients with advanced glaucoma［J］. Eye (Lond), 2019, 33(4): 668-673.

7. ZENG L Z, HE Y, WANG X Q, et al. Clinical significance of episcleral venous fluid wave in gonioscopy-assisted transluminal trabeculotomy［J］. Int J Ophthalmol, 2023, 16(12): 1971-1976.

第四节　特殊类型房角镜辅助的 360° 小梁切开术的手术操作

一、小梁切除术后的房角镜辅助的 360° 小梁切开术

❶ 难点

既往的传统小梁切除术后往往会伤及小梁组织和 Schlemm 管，增加手术的难度，术前要仔细检查小梁切除处小梁组织和 Schlemm 管是否完整，是否伤及小梁组织和 Schlemm 管以及伤及的程度。

Schlemm 管的管腔直径为 300~500 μm。微导管的直径为 200 μm。如果小梁切除术后小梁组织和 Schlemm 管是完整的，对手术中一次性切开 360° 是没有影响的；如果伤及部分 Schlemm 管，对手术影响不大；如果完全切除切断了小梁组织和 Schlemm 管，就不能一次性完成切开 360° 小梁组织和 Schlemm 管，可以分两次行双侧切开，可达 360° 切开或次全切。

❷ 伤及小梁组织和 Schlemm 管的术中技巧

（1）既往小梁切除口在鼻上方的情况：手术的主切口最好在颞侧或略偏颞下方，患者头位处于偏鼻侧上仰，眼位转向鼻上方，从小梁切除处一端用 Zeng's 小梁切开刀打开小梁组织和 Schlemm 管内壁，导入微导管，走行 360° 后从小梁切开口另一端导出，完成 360° 小梁切开。

（2）小梁切除口在上方或颞上方：手术主切口可按常规在颞上方，当微导管到达小梁切除处时受阻，Schlemm 管部分伤及者，可回退和前进反复交替进行，同时打黏弹剂，这样可以扩张粘连和阻塞的 Schlemm 管，使其再通。如果经数次回退和前进后微导管仍不能通过，则在前房角镜下，或去除前房角镜，在显微镜下，利用微导管卡在阻塞处的力量，一边缓缓前推微导管，一边切开小梁组织和 Schlemm 管内壁，一直到阻塞部位，这样完成一侧近 180° 切开，再换方向，按同样的步骤，完成另一侧近 180° 切开，两次切开范围可达近 360°，完成次全切小梁切开手术。微导管通过小梁切除处时可能进入前房，这是小梁切除术后伤及 Schlemm 管最好的情况，微导管进入前房后更方便进行半侧切开小梁组织和 Schlemm 管，然后反方向以同样步骤切开另一半，可以达到 360° 的切开。

小梁切除术后 GATT 操作可扫二维码观看视频（视频 2-4-1）。

视频 2-4-1

二、引流阀或引流钉植入术后的房角镜辅助的 360° 小梁切开术

❶ 难点

与小梁切除术后的 GATT 的难点相似，引流阀进入前房的硅管或者引流钉的钉头往往会从小梁组织和 Schlemm 管中穿过，伤及小梁组织和 Schlemm 管，增加手术的难度。术前要做房角镜检查，仔细检查小梁切除处小梁组织和 Schlemm 管是否完整，是否伤及小梁组织和 Schlemm 管，以及伤的程度，为手术设计提供参考。

❷ 术中技巧

操作技巧基本同小梁切除术后，但不同的是，该术式没有小梁切除口，微导管不会从小梁切除口穿出。

视频 2-4-2

引流阀植入术后 GATT（5-0 缝线）的操作可扫二维码观看视频（视频 2-4-2）。

三、房角镜辅助的 360° 小梁切开术联合白内障手术

❶ 难点

GATT 联合白内障手术的顺序是先完成白内障超声乳化（Phaco）联合人工晶状体（intrao cular lens，IOL）植入术后再做GATT。联合手术有两个难点：第一个是白内障术后前房加深、眼压偏低，需要使用更多的黏弹剂填充，使前房变得特别深，才能达到期望的眼压；第二个是瞳孔缩小欠佳，因为白内障手术时瞳孔扩大，即使立即用缩瞳剂缩瞳，大部分患者的瞳孔难以在短时间缩小

到理想状态，这样一来，小梁切开后的回血可能会流到囊袋内，从而影响术后的视力。

② 术中技巧

我们的建议是，先做 phaco 植入 IOL 后再行 GATT 是比较好的顺序。如果先做 GATT，再做白内障手术，则面临 3 个问题：第一，GATT 需要在缩瞳时操作，这样房角的结构暴露更清晰，而做 phaco 时，在短时间内瞳孔不易散大，使白内障手术很难到达连续环形撕囊，影响 IOL 的位置；第二，房角的回血，少量回血不影响，如果回血较多的话会干扰手术视野，干扰白内障手术的操作；第三，如果 GATT 手术中出现伤及角膜或后弹力层脱离等并发症，角膜的透明度大大降低，会极大影响白内障手术的顺利完成。

phaco 植入 IOL 后，用按 1∶1 比例稀释的卡米可林缩瞳剂缩瞳，尽量缩到最小，可防止回血流入囊袋。

Phaco 联合 GATT 的手术操作可扫二维码观看视频（视频 2-4-3）。

视频 2-4-3

四、玻璃体切除术后的房角镜辅助的360°小梁切开术

① 难点

玻璃体切除术后有硅油眼的继发性青光眼患者，当患者平躺在床上时，有时候会看到部分硅油上浮到前房，贴在角膜正中的内皮上。房角也可能有硅油油滴堆积，这时不主张选择 GATT，因为玻璃腔的硅油有更多的机会阻塞房水通道，但是取出硅油后的青光眼可以考虑 GATT。该手术存在 3 个难点：第一，残留的硅油可能会影响房水通路；第二，如果后囊膜不完整，可能有回血流入玻璃体腔，玻璃体腔的血吸收缓慢，会较长时间影响术后患者的视力，给

患者带来心理负担，也存在医疗纠纷风险；第三，注入过多黏弹剂，眼压过高，前房加深，后囊不完整，又会导致人工晶体移位到玻璃体腔内。因此，后囊膜不完整的玻璃体切除术后的青光眼患者，GATT 选择宜慎重。

❷ 术中技巧

术前充分缩瞳，术中再次检查房角镜，判断前房角有无硅油油滴残留及残留情况。硅油取除术后的 GATT，常规在注入黏弹剂之前，充分冲洗前房和房角，尽最大可能清除残留的硅油，以减少硅油油滴对 GATT 术后效果的影响。

视频 2-4-4

玻璃体切除术后 GATT 操作可扫二维码观看视频（视频 2-4-4）。

五、伴有部分房角粘连的房角镜辅助的 360° 小梁切开术

❶ 难点

单纯的闭角型青光眼或窄房角患者不适合做 GATT，但白内障术后大部分房角开放的患者可以考虑该手术方式。对于闭角型青光眼白内障术后患者，部分先天性青光眼或者某些继发性青光眼患者，房角有部分虹膜根部前粘连，为了达到更好的效果，需要将粘连的房角进行分离。

❷ 术中技巧

GATT 手术前最好用双面房角镜进行全方位的检查，同时在双面房角镜的辅助下进行房角粘连分离后再行 GATT，分离器可选用黏弹剂、劈核钩或专用房角分离器，注意分离时勿伤及虹膜根部，

以免引起出血。也可用单面房角镜进行房角分离，尽最大范围分离。如果上方房角粘连难以达到完全有效分离，不要勉强，一般房角分离大于 180° 以上的房角开放可以满足增加房水内引流，达到降眼压的效果。

注意，在牵拉微导管行小梁切开时，房角粘连处可能会遇到阻力，此时要特别小心，缓缓牵拉，切开小梁网后，房角黏连也可得到缓解。

六、先天性青光眼的房角镜辅助的 360° 小梁切开术

❶ 难点

先天性青光眼首选 360° 小梁切开术已经是大家的共识，对于婴幼儿先天性青光眼，往往眼球大，角膜混浊，有 Habb 纹，影响眼内房角视野的清晰度，给 GATT 手术带来一定的困难。另外，患儿往往房角发育异常，有些小梁网和 Schlemm 管塌陷或者小梁网和 Schlemm 管内壁偏厚，切开时有些阻力，也给手术带来一定的困难。

❷ 术中技巧

对于儿童先天性青光眼，如果能采取内路 GATT 手术最好，该术式微创，术后便于管理。患儿的 Habb 纹和混浊部分往往在中央，只要上方、颞上方和颞侧角膜边缘有透明部分可以看清房角，便可以完成 GATT。但是有时候术前评估和术中情况不一致，如果术中受角膜的影响或者前房内出血，很难在房角镜辅助下清晰顺利地完成 GATT 时，可改成 MAT，但是手术前需和患儿家长进行充分沟通。

当完成微导管 360° 穿行后，牵拉微导管切开小梁组织和 Schlemm 管内壁时，可能会遇到阻力，注意一定要缓缓牵拉切开，不要过猛过快，否则易导致后弹力层的脱离。

　　儿童青光眼的球壁较软，角膜切口往往闭合欠佳，做透明角膜缘切开时，需要隧道稍长一点，术毕水化切口，这样才能更好地使切口闭合。如果切口闭合得不好引起漏水，眼压不能维持稍高状态，必要时进行切口缝合，以避免切口漏水，导致眼压偏低，前房变浅，回血加重，切开的小梁组织可能会贴回闭合，影响术后降眼压的效果。

视频 2-4-5

　　先天性青光眼 GATT 操作可扫二维码观看视频（视频 2-4-5）。

参考文献

1. 曾召君，曾流芝，何宇，等. 房角镜辅助下内路 360° 小梁切开术治疗玻璃体切除术后继发性高眼压［J］. 国际眼科杂志，2023，23（9）：1581-1584.
2. 王怀洲，李猛，王宁利，等. 微导管引导下的小梁切开术治疗多次手术失败的儿童青光眼的疗效观察［J］. 中华眼科杂志，2017，53（3）：203-206.
3. TANG X, WU J J, DING X N, et al. A case of Posner-Schlossman syndrome treated by gonioscopy-assisted transluminal trabeculotomy［J］. Int J Ophthalmol，2023，16（5）：832-835.
4. 荆琳，何宇，曾流芝，等. 房角镜辅助的 360° 小梁切开术治疗青光眼睫状体炎综合征眼压失控一例［J］. 眼科，2021，30（4）：320-321.

第五节　术后用药常规和护理

一、术后用药

❶ 全身用药

　　（1）如前房留有黏弹剂导致眼压过高，患者眼痛眼胀明显，可临时口服醋甲唑胺、静脉滴注甘露醇 1 次，防止术后眼压过高导致中晚期青光眼的视功能损害加重。

（2）止血对症处理可用化学药物如卡络磺钠，中药如生蒲黄汤加减，中成药如云南白药、裸花紫珠制剂等。

（3）术后当日若出现高眼压（＞ 40 mmHg），除了给予降眼压药物，可以揿针镇痛对症，或自侧切口行前房放液。

❷ 局部用药

（1）抗生素滴眼液：每日 4 次，单纯 GATT 术后患者用药 2 周，GATT 联合白内障手术后患者用药 4 周。

（2）激素类滴眼液及非甾体抗炎药滴眼液：激素类滴眼液如醋酸泼尼松龙滴眼液，每日 4 次，单纯 GATT 术后患者用药 2 周，GATT 联合白内障手术后患者用药 3~4 周，逐渐减量直至停药。非甾体抗炎药滴眼液如双氯芬酸钠、普拉洛芬滴眼液，每日 3~4 次，用药 2 周，或每日 2~3 次，用药至术后 3 个月。

（3）人工泪液：每日 4 次，保护眼表，促进眼表修复，可用药至术后 1~3 个月，根据眼表恢复情况调整用药次数。

（4）缩瞳剂：术后早期回血明显时慎用，如无活动性出血可滴用毛果芸香碱滴眼液每日 2~3 次，至术后 3 个月停药。

二、术后注意事项

（1）手术当天用无菌纱布加眼罩遮盖术眼，向患者宣教勿用手抓揉术眼，防止术眼碰撞或受压，告知患者及家属不可自行拆解纱布，保持敷料清洁干燥。

（2）指导患者及家属术后当天半卧位休息，尽量减少活动和压迫患眼；保持二便通畅，避免用力排便或咳嗽、打喷嚏，切勿突然坐起、低头、弯腰、提取重物，以防加重眼内出血。如果术后前房有积血，应半卧位休息直至前房积血被吸收。

（3）强调用眼卫生，术后 2 周勿使生水入眼，勿揉擦患眼。避免过度用眼，尽量不要长时间用眼或看电子产品屏幕。

（4）指导患者及家属正确使用滴眼液。

（5）嘱患者清淡饮食，多食优质蛋白质，以及富含维生素 A、胡萝卜素和维生素 C 的蔬菜水果，忌辛辣刺激、肥甘厚腻、海腥发物及烟酒。一次性饮水量不超过 300 ml，每日不超过 2000 ml，应采取多次少饮的方法。

三、术后护理要领

❶ 麻醉术后护理

局麻护理：术后 3 天采取头高半卧位休息，制动，避免活动性出血。

全麻护理：术毕回病房需平卧 6 h，监测心率、血压、血氧饱和度。6 h 后采取半卧位休息。婴幼儿患者术后易发生哭闹、躁动，术后应由专人看护，避免因活动量过大导致出血加重或术眼受伤，加强床旁巡视，防止坠床等不良事件发生。

❷ 术后术眼的观察及护理

术后术眼用无菌纱布覆盖，对于年幼患儿，防止患儿用手抓眼及术眼受压、碰撞，保持敷料的清洁干燥。如患儿哭闹不止，恶心、呕吐，注意观察其眼压。术后第 1 天常规更换纱布，术眼开始使用预防感染的滴眼液。

❸ 用药护理

滴用滴眼液后压迫泪囊区 2~3 min，以减少毒性症状的发生。

使用 β 受体阻滞剂后应观察心率、呼吸变化，以防诱发心血管意外及支气管哮喘发作，心动过缓、心脏传导阻滞、支气管哮喘、呼吸道阻塞者慎用。

静脉滴注甘露醇时，给予20%甘露醇注射液250 ml，通常需在30 min 内快速滴入。对年老体弱或有心血管疾病的患者，要注意呼吸、脉搏、血压的变化，宜平卧休息，肾功能不全和严重心功能不全者应慎用。

使用碳酸酐酶抑制剂时要注意观察有无不良反应，如患者出现知觉异常，四肢和颜面发麻及刺痛感等常见的不良反应，鼓励其适当饮水，注意监测血电解质变化。

❹ 心理护理

向患者介绍手术必要性和有效性，加强沟通开导，避免患者情绪异常。鼓励患者表达自身感受，积极耐心解惑答疑，消除顾虑，提高患者依从性。

❺ 术后并发症的观察及护理

前房出血是手术后最常见的并发症，应交代患者多采取半卧位休息，头部及眼部制动，儿童可遵医嘱适当给予镇静剂，一般术后2~7天积血可大部分吸收。

术后疼痛极为少见，部分患者在术后当日或不同阶段出现一过性高眼压，应做好观察及心理护理，遵医嘱给予降眼压药物处理，必要时给予揿针等物理疗法镇痛对症。揿针具有治疗头眼剧烈疼痛等功效，术后疼痛一般可取睛明、攒竹、鱼腰等穴。

参考文献

1. 周沂沂. 小梁切开术治疗原发性先天性青光眼的围手术期护理［J］. 黑龙江 医药，2015，28（5）：1153-1155.

2. MARIOTTI, NADINE A. Drain's perianesthesia nursing: A critical care approach ［J］. Aorn Journal, 2013, 97（4）：494-495.

3. COVER C B. Eye surgery：the patient and the nurse［J］. Am J Nurs, 1939：493-501.

4. LUCE D A. Determining in vivo biomechanical properties of the cornea with an

ocular response analyzer［J］. J Cataract Refract Surg，2005，31（1）：156-162.

5. YARBUS A L. Eye movement and vision［M］. New York：PlenumPress，1967：20.

6. PAVIE A，SZEFNER J，LEGER P，et al. Preventing, minimizing, and managing postoperative bleeding［J］. Ann Thorac Surg，1999，68（2）：705-710.

7. 李丹若，王蔚昕，夏艳萍. 关于眼科全麻手术患者围术期护理研究［J］. 养生保健指南，2016（42）：86.

8. 胡坤，刘莹. 小儿眼科全麻术后恢复期人文关怀护理措施应用效果研究［J］. 实用临床护理学电子杂志，2020，5（41）：28.

9. 彭明先. 100 例眼科全麻手术患者围手术期护理体会［J］. 医学信息，2014（36）：192.

10. 徐蓓，张萍. 缝线植入 Schlemm 管成形联合 360° 小梁切开术治疗婴幼儿型青光眼的护理［J］. 医药前沿，2020，10（27）：142-143.

11. 杨安，张志芳，杨永升，等. 揿针在眼科的临床应用［J］. 中国中医眼科杂志，2022，32（3）：233-236.

第六节　术后并发症及其处理

GATT 术后早期，患者最常见的并发症为前房出血、术后眼压反跳等；少见出现睫状体脱离、后弹力层脱离、角膜水肿、虹膜炎、虹膜根部离断、周边虹膜前粘连、房角粘连、玻璃体出血、脉络膜脱离、脉络膜皱襞和黄斑囊样水肿等。罕见并发症包括囊袋内积血、恶性青光眼、全巩膜炎等。

一、前房积血

GATT 术后前房积血一般由上巩膜静脉血液回流所致，也有因手术操作致虹膜根部损伤所致。前房积血一般以术后 1 周以内最为常见，出血遮蔽瞳孔区或血性房水均会导致患者的视力不同程度的下降。为避免术后积血遮蔽瞳孔区，应告知患者采取半卧位休息，减少活动和体位变化。当出现较大量的前房积血，早期可使用止血药物，后期如出现血凝块阻塞房角，造成房角粘连关闭，或导致眼压持续升高时，应考虑行前房冲洗，清除血凝块，促进房水循环代谢。GATT 术后患者第 1~6 天前房积血的变化见图 2-6-1。

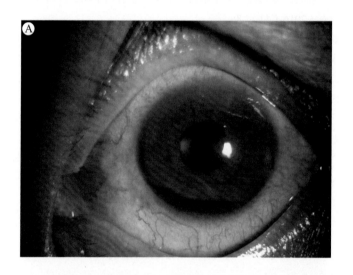

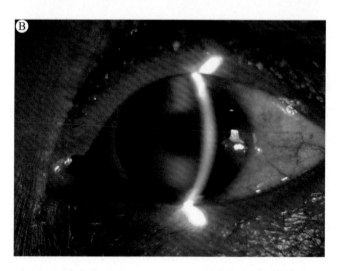

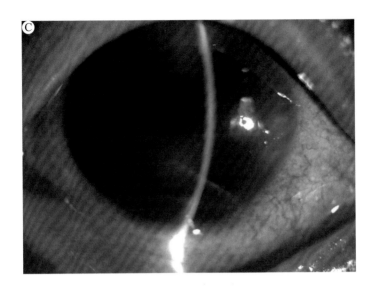

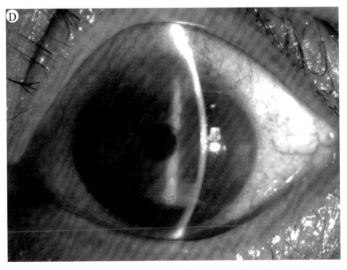

图 2-6-1　GATT 术后患者第 1~6 天前房积血变化

注：A. 术后第 1 天；B. 术后第 3 天；C. 术后第 5 天；D. 术后第 6 天。

据文献报道，GATT 术后前房积血的发生率为 30%~100%，多数文献报道在 30%~50%，中位持续时间为 5.0~11.4 天 。2014 年 Grover 等最早观察发现，30% 的 GATT 术后患者在术后 1 周仍存在前房积血，但在 1 个月后全部缓解。根据其初步经验，GATT 的绝对禁忌证包括无法停止抗凝药物、出血体质、眼压不稳定、房角关闭和无法识别的小梁网。Bektas 等报道，GATT 术后 90.6% 的患者出现微量前房积血，9.4% 的患者出现大量前房积血（＞ 1/2），而当成功的目标眼压定为 18 mmHg 时，术后大量前房积血患者的手术成功率显著降低。考虑大量前房积血可能导致虹膜、房角的继发性改变，增加炎症反应。Quan 等对 < 18 岁的青少年开角型青光眼和先天性青光眼观察发现，术后 48.6% 的患者发生前房出血，平均持续时间为 11.4 天。Rahmatnejad 等报道，术后 1 周和 1 个月，前房积血发生率分别为 38% 和 9%，前房积血与术后眼压反跳和手术失败无关。为了降低术后前房出血的概率，Grover 等建议在手术结束时用黏弹剂填充 25% 的前房。

二、眼压反跳

❶ 眼压反跳的定义

GATT 术后在患者眼压正常或偏低的情况下突然出现眼压升高，被称为眼压反跳，也称为应激性眼压升高。文献对眼压反跳的眼压范围的界定各不相同，有定义为眼压 >30 mmHg，与峰值前眼压相比至少增加 10 mmHg，然后又降低至 ≤ 21 mmHg。笔者将眼压 >30 mmHg 定为眼压反跳。

❷ 眼压反跳的研究进展

Shi 等观察了 70 眼青少年开角型青光眼患者，在 GATT 术后 74% 出现眼压反跳，峰值持续时间中位数为 3.5 天（范围 1~21 天）。

眼压峰值持续时间越长,手术结果越差,眼压峰值延长与疾病进展有关。Quan 等观察发现,<18 岁 GATT 术后患者的眼压反跳的发生率为 33.8%,平均发生在术后 0.7 个月(0.3~2.8 个月),是手术失败的重要风险因素。术后前房积血是眼压反跳的重要危险因素。但对于无前房积血的手术眼,发生眼压反跳可显著增加手术失败的风险,其手术失败的风险是前房积血眼的 5 倍。所以,GATT 术后无前房积血眼出现眼压反跳可能是手术失败的信号之一。另外,与未接受抗炎治疗的术眼相比,GATT 术后局部使用非甾体抗炎药或皮质类固醇治疗眼的眼压反跳发生率更低,使用非甾体抗炎药治疗患者的眼压反跳的风险最低,但与使用激素者相比没有显著性差异。

❸ 眼压反跳发生的原因

GATT 术后发生眼压反跳的原因目前尚不完全清楚,可能的原因有 4 个:第一,早期可能因为术后血性物质或黏弹剂阻塞下游的房水引流通道所致;第二,行全周小梁切开后,只有小梁网的外流阻力被消除,而小梁网下游的外流阻力尚没有被解除,重建生理性的房水引流通道还需要一个过程;第三,术后有部分患者发生了轻微的睫状体脱离,而当睫状体脱离恢复后,可能出现突然的眼压回升;第四,可能是机体对手术刺激房水通路的应激反应。总之,目前尚无客观的临床证据和明确的时间节点来解释眼压反跳这一现象。

❹ 眼压反跳的处理

目前对于眼压反跳的处理无外乎全身及局部降眼压联合前房穿刺放液,对于眼压持续不降的患者,需进行前房角镜检查以进一步明确眼压升高的原因,如考虑为血凝块阻塞房角所致,可行前房冲洗,清除血凝块,置换房水;如考虑为房角粘连、膜闭所致,可行房角分离,重新打开切开的小梁组织和 Schlemm 管内壁。对于眼压持续升高未降低者,必要时可采用其他青光眼治疗方式:传统小梁切除、微型引流器植入、CO_2 激光辅助的深层巩膜切除术、睫状体光凝等。

　　GATT 术后 10 天患者眼压变化见图 2-6-2，GATT 术后第 3 天出现眼压反跳（53 mmHg），给予甘露醇静脉滴注及前房穿刺放液，术后第 10 天角膜恢复透明，眼压 45 mmHg，术后 1 个半月眼压恢复至 21 mmHg。

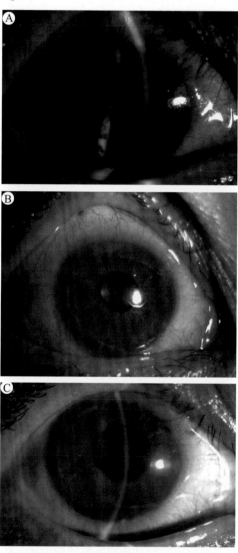

图 2-6-2　GATT 术后 10 天眼压变化

注：A. 术后第 1 天；B. 术后第 3 天；C. 术后第 10 天。

三、睫状体脱离

睫状体脱离常发生于 GATT 术后早期，术眼可表现为前房变浅、眼压偏低。发生的原因包括术中微导管机械性的牵拉，缝线或微导管迷路进入脉络膜上腔，形成交通口，或房水通过葡萄膜 - 巩膜途径流出的短暂增加所致。GATT 术后伴有前房变浅、眼压偏低的睫状体脱离极少见。Akagi 等通过眼前节光学相干断层扫描（AS-OCT）发现，42% 的内路小梁切开术病例存在术后睫状体脉络膜脱离（ciliochoroidal detachment，CCD），并且在 3 个月的随访期内，CCD 与术后短暂性的低眼压有关。Sato 等观察发现，缝线法的 360° 内路小梁切开术后 47.7% 的患者出现 CCD，术后随访 12 个月，CCD 对眼压、用药次数及术后并发症并无影响。发生 CCD 的 21 眼中，有 6 眼术后 7 天通过 AS-OCT 可以观察到前房与 CCD 的沟通，其中有 5 眼在术中用缝线或微钩针剥离小梁网后观察到虹膜根部。

对于眼压偏低、前房变浅的睫状体脱离的处理方案包括全身及局部使用激素、停用缩瞳剂、使用扩瞳剂等。多数病例在用药后可完全恢复。

GATT 术后睫状体脱离情况及手术处理见图 2-6-3。

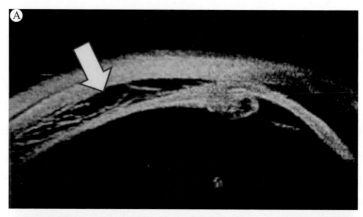

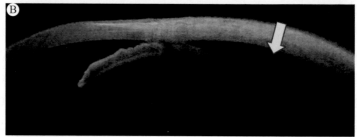

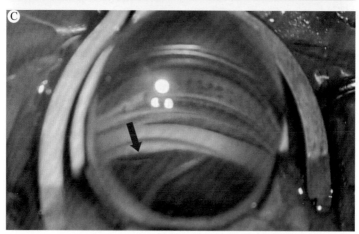

图 2-6-3　GATT 术后睫状体脱离情况及手术处理

注：A. 术后 2 个月超声生物显微镜图像（黄色箭头示睫状体脱离处）；B. 术后 2 年 AS-OCT 图像（黄色箭头示睫状体脱离处）；C. 再次行白内障超声乳化＋人工晶体植入术＋双张力环植入术（分别植入囊袋内及睫状沟）时房角镜下所见（红色箭头示虹膜根部与睫状体脉络膜上腔交通口）。术后睫状体脱离逐渐恢复。

四、后弹力层脱离

GATT 术后极少发生后弹力层脱离，多数在切口处，或是微导管推注黏弹剂时发生脱离，或切开时机械力直接造成后弹力层从 Schwalbe 线处剥离。

处理方案：前房注气，或联合脱离处缝合。GATT 术后患者出现后弹力层脱离的情况及处理见图 2-6-4。

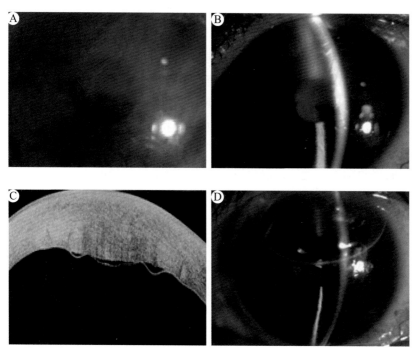

图 2-6-4 GATT 术后患者出现后弹力层脱离的情况及处理

注：A、B. GATT 术后出现后弹力层脱离；C. AS-OCT 提示水肿的角膜和脱离的后弹力层；D. 前房注气术后 1 天，后弹力层脱离恢复，角膜呈现透明。

五、房角粘连

房角粘连可发生于 GATT 术后的任何时期，尤其是术前就存在房角粘连关闭或周边虹膜前粘连（peripheral anterior synechiae, PAS）的病例，分离后容易再次粘连关闭，所以术前应仔细检查前房角，如术前存在虹膜膨隆或高褶特征的病例，术后再次粘连的风险较高，应在术前仔细评估是否适合行 GATT。当术后出现长时间的前房积血或血凝块时，应注意房角粘连发生的可能性。因为血凝块的机化和牵拉会造成继发性房角关闭，甚至引起眼压反跳。对于术后眼压反跳不能控制的病例，应在避免感染的情况下行房角镜检查，如因积血过多无法施行房角镜检查，可行前房穿刺冲洗术，并于术中检查房角，必要时行房角镜直视下的房角粘连分离。术后前房无活动性出血及炎症时应及时使用缩瞳剂拉伸房角，防止粘连发生，可使用非甾体抗炎药滴眼液至术后 3 个月，以减轻术后炎症反应引起的房角粘连。此外，房角镜检查应贯穿术后随访的全过程，任何时候的眼压回升或失控，均应考虑房角粘连所带来的后果，少量的 PAS 可通过较低能量的 YAG 激光分离，但术后应注意抗炎并及时使用缩瞳药物，避免再次粘连。如较大范围的 PAS 并致眼压控制不良，可根据情况再次行房角粘连分离或联合部分小梁切开。GATT 术后患者出现房角的 PAS 的情况见图 2-6-5 及图 2-6-6。

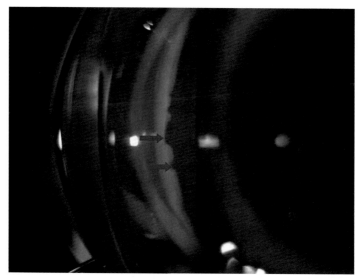

图 2-6-5　GATT 术后房角的 PAS 图示 1（红色箭头所指）

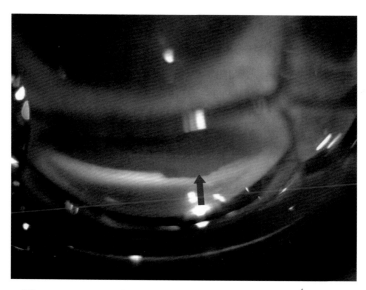

图 2-6-6　GATT 术后房角的 PAS 图示 2（红色箭头所指）

参考文献

1. YALINBAS D, AKTAS Z, HEPSEN İ, et al. An unusual complication of combined gonioscopy-assisted transluminal trabeculotomy and phacoemulsification: vision loss due to intracapsular hematoma [J]. Int Ophthalmol, 2018, 38 (5): 2223-2226.

2. BOLLETTA E, IANNETTA D, MORAMARCO A, et al. Malignant glaucoma following gonioscopy-assisted transluminal trabeculotomy: a case report [J]. BMC Ophthalmol, 2022, 22 (1): 59.

3. AKTAS Z, BEKTAS C, HASANREISOGLU M. Panscleritis as an unusual complication of gonioscopy-assisted transluminal trabeculotomy [J]. J Glaucoma, 2019, 28 (2): e21-e23.

4. FARIA B M, DAGA F B, REBOUÇAS-SANTOS V, et al. Gonioscopy-assisted transluminal trabeculotomy (GATT) outcomes in eyes with open-angle glaucoma resistant to maximum treatment [J]. Arq Bras Oftalmol, 2021, 84 (6): 587-593.

5. FARIA B M, COSTA V P, MELILLO G H L, et al. Gonioscopy-assisted transluminal trabeculotomy for glaucoma: 1-year outcomes and success predictors [J]. J Glaucoma, 2022, 31 (6): 443-448.

6. RAHMATNEJAD K, PRUZAN N L, AMANULLAH S, et al. Surgical outcomes of gonioscopy-assisted transluminal trabeculotomy (GATT) in patients with open-angle glaucoma [J]. J Glaucoma, 2017, 26 (12): 1137-1143.

7. GROVER D S, GODFREY D G, SMITH O, et al. Gonioscopy-assisted transluminal trabeculotomy, ab interno trabeculotomy: technique report and preliminary results [J]. Ophthalmology, 2014, 121 (4): 855-861.

8. QUAN A V, CHEN J, WANG Y E, et al. Factors associated with gonioscopy-assisted transluminal trabeculotomy (GATT) complications and failure in children [J]. Am J Ophthalmol, 2022, 241: 168-178.

9. BEKTAS C, AKTAS Z, UCGUL A Y, et al. Prognostic factors affecting the surgical success of gonioscopy-assisted transluminal trabeculotomy [J]. Indian J Ophthalmol, 2021, 69 (6): 1425-1429.

10. GROVER D S, SMITH O, FELLMAN R L, et al. Gonioscopy assisted transluminal trabeculotomy: an ab interno circumferential trabeculotomy for the

treatment of primary congenital glaucoma and juvenile open angle glaucoma[J].
Br J Ophthalmol, 2015, 99（8）: 1092-1096.

11. GROVER D S, GODFREY D G, SMITH O, et al. Outcomes of gonioscopy-assisted transluminal trabeculotomy（GATT）in eyes with prior incisional glaucoma surgery [J]. J Glaucoma, 2017, 26（1）: 41-45.

12. SHI Y, WANG H Z, OATTS J T, et al. A prospective study of intraocular pressure spike and failure after gonioscopy-assisted transluminal trabeculotomy in juvenile open-angle glaucoma: A prospective study of GATT in JOAG [J]. Am J Ophthalmol, 2022, 236: 79-88.

13. QUAN A V, CHEN J, WANG Y E, et al. Factors associated with gonioscopy-assisted transluminal trabeculotomy（GATT）complications and failure in children [J]. Am J Ophthalmol, 2022, 241: 168-178.

14. AKAGI T, NAKANO E, NAKANISHI H, et al. Transient ciliochoroidal detachment after ab interno trabeculotomy for open-angle glaucoma: a prospective anterior-segment optical coherence tomography study [J]. JAMA Ophthalmol, 2016, 134（3）: 304-311.

15. SATO T, KAWAJI T, HIRATA A. Transient ciliochoroidal detachment after 360-degree suture trabeculotomy ab interno for open-angle glaucoma: 12-month follow-up [J]. Eye（Lond）, 2019, 33（7）: 1081-1089.

第七节　术后复诊

❶ 术后复诊时间

GATT 术后第 1 个月内一般每周复诊 1 次，随访过程中可能出现一过性高眼压，则需密切观察眼压变化，必要时进一步处理。术后 2~6 个月眼压趋于稳定后，可每月复诊 1 次，6 个月以后可每 2~3 个月复诊 1 次。复诊时，必须常规检查视力、眼压、眼底视盘等，术后 3 个月、6 个月、1 年需要复查视野、视盘光学相干断层扫描（OCT）、视盘和黄斑光学相干断层扫描血管成像（OCTA）、视诱发电位等。

② 术后房角复查

术后 1 个月用房角镜检查房角，早期发现房角有周边虹膜前粘连（PAS）伴有眼压升高时，可使用 YAG 激光解除 PAS，必要时可做超声生物显微镜（UBM）检查。房角镜检查的频次：术后 1 个月、6 个月、1 年、2 年等。

GATT 术后患者复查房角情况见图 2-7-1、图 2-7-2。

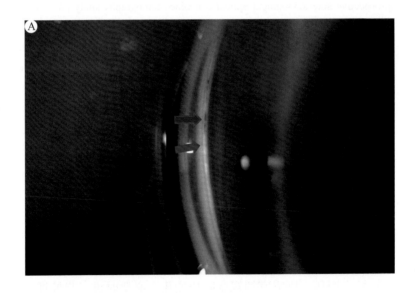

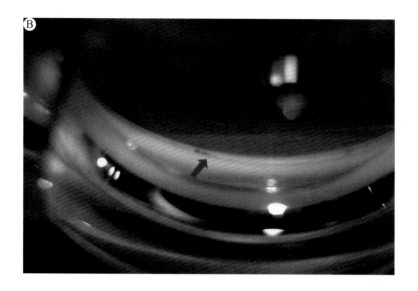

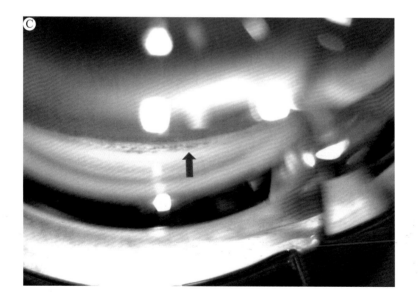

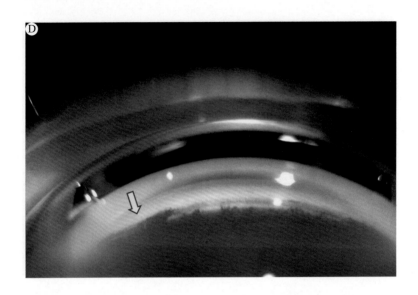

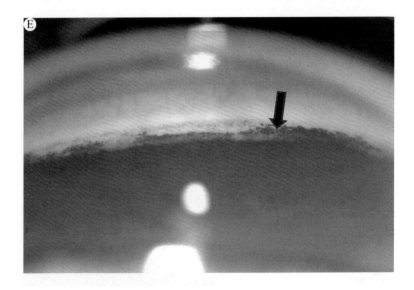

F

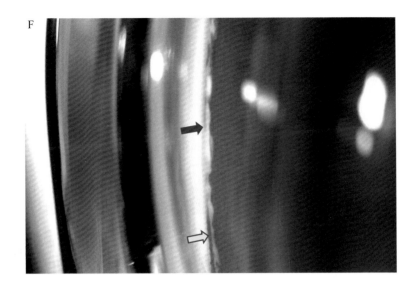

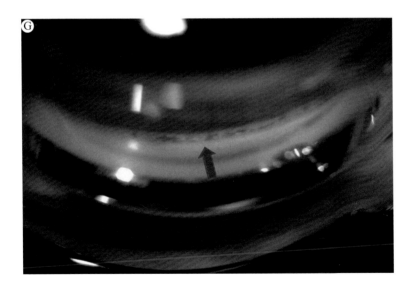

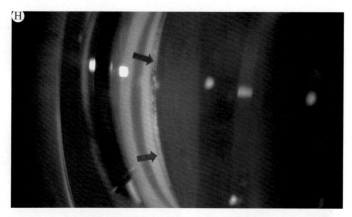

图 2-7-1　GATT 术后复查房角镜所见

注：A~C. GATT 术后 1 年小梁切开口明显（蓝色箭头所指），小梁切开处可见点状回血（红色箭头所指）；D.E.GATT 术后 2 年，可见周边虹膜前粘连（黄色箭头所指）及小梁网色素沉着（紫色箭头所指）；F.G. GATT 术后 3 年，蓝色箭头所指示小梁切开口开放，黄色箭头所指示小梁切开口有色素堆积，红色箭头所指示小梁切开口有少许回血附着；H. GATT 术后 4 年，红色箭头所指示小梁切开口开放良好，可见少许色素堆积，蓝色箭头所指示小梁切开口开放欠佳，色素极少。

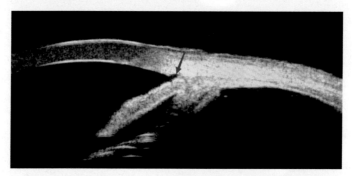

图 2-7-2　GATT 术后超声生物显微镜检查房角所见

注：红色箭头所指为 GATT 术后的 Schlemm 管，内壁缺失。

参考文献

1. 中华医学会眼科学分会青光眼学组 . 中国微创青光眼手术适应证选择专家共识（2023）［J］. 中华实验眼科杂志，2023，41（6）：521-526.

2. FONTANA L, DE MARIA M, CARISTIA A, et al. Comparison of Gonioscopy-assisted transluminal trabeculotomy versus trabeculectomy with mitomycin c in patients with open-angle glaucoma［J］. J Glaucoma. 2021, 30（1）: 101-108.

第八节 临床观察

一、回顾性研究资料

2016 年 8 月至 2022 年 8 月在成都市第一人民医院行 GATT 治疗的青光眼患者有 322 例（405 眼），回顾性研究随访满 1 年的 164 例（222 眼）患者的临床资料。其中，97 例（150 眼）行单纯 GATT，67 例（72 眼）行 GATT 联合白内障手术。

GATT 组男性 69 例（109 眼），女性 28 例（41 眼），男女比例约 2.46 ∶ 1；年龄范围 3~83 岁，平均年龄（51.12 ± 1.41）岁，其中，原发性开角型青光眼 119 眼（79.3%），抗青光眼手术后眼压失控 5 眼（3.3%），青光眼睫状体炎综合征 6 眼（4.0%），继发性青光眼 13 眼（8.7%），先天性青光眼 8 眼（5.3%），慢性闭角型青光眼 3 眼（2.0%）。

GATT 联合白内障手术组男性 41 例（46 眼），女性 26 例（26 眼），男女比例约 1.58 ∶ 1；年龄范围 20~88 岁，平均年龄（65.15 ± 1.27）岁。其中，原发性开角型青光眼 63 眼（87.5%），抗青光眼手术后眼压失控 5 眼（6.9%），继发性青光眼 2 眼（2.8%），慢性闭角型青光眼 2 眼（2.8%）。

二、手术疗效评定标准

（1）完全成功：术后未使用任何降眼压药物，眼压 ≤ 18 mmHg，无威胁视力的并发症，无光感丢失，未接受额外的抗青光眼手术，且视野无进一步损伤。

（2）条件成功：术后应用1~2种降眼压药物，眼压 ≤ 18 mmHg，且视野无进一步损伤。

（3）失败：术后应用2种以上降眼压药物，眼压仍 > 18 mmHg，以及术后眼压控制欠佳需要再次行抗青光眼手术者。手术总成功率 =（完全成功眼数＋条件成功眼数）/ 总眼数 × 100%。

三、研究结果

❶ 成功率

单纯 GATT 手术组的总成功率为 88.6%，其中，完全成功率 73.3%，条件成功率 15.3%，失败率 11.4%。GATT 联合白内障手术组的总成功率为 91.6%，其中，完全成功率 58.3%，条件成功率 33.3%，失败率 8.4%。单纯 GATT 手术组和 GATT 联合白内障手术组成功率相比，GATT 联合白内障手术组成功率高些，两组差异存在统计学意义（$P < 0.05$）。

❷ 术后用药情况

161眼（72.5%）使用0种降眼压药物，29眼（13.1%）使用1种降眼压药物，31眼（14.0%）使用2种降眼压药物，1眼（0.5%）使用3种及以上降眼压药物，且术后1年降眼压药物使用数量［0（0,1）］较术前［3（2,4）］明显减少，结果具有统计学差异（$P < 0.01$）。

❸ 平均眼压变化

术前基线平均眼压（28.80 ± 9.75）mmHg，术后1天、1周、1个月、3个月、6个月、1年的平均眼压分别为（18.41 ± 5.93）mmHg、（21.11 ± 10.88）mmHg、（17.11 ± 5.71）mmHg、（17.07 ± 4.66）mmHg、（17.01 ± 3.23）mmHg、（16.91 ± 2.32）mmHg，术后平均眼压与术前

眼压相比较明显降低，具有统计学差异（$P < 0.01$）。

❹ 术前与术后 1 年视力变化

112 眼（50.5%）术后生活视力较术前提高，62 眼（27.9%）术后生活视力与术前视力无变化，48 眼（21.6%）术后视力较术前视力降低。

❺ 手术并发症

（1）术后眼压反跳定义：术后眼压大于或等于 30 mmHg。术后眼压反跳 57 眼（25.7%），最高峰值为 64 mmHg。

（2）术后前房积血的发生率为 28.8%，其中Ⅰ度前房积血 50 眼（22.5%），Ⅱ度前房积血 9 眼（4.1%），Ⅲ度前房积血 5 眼（2.3%），大多数可在 1 周内自行吸收，有 2 例（2 眼）进行了前房冲洗。

（3）术后其他并发症：睫状体脱离 5 眼（2.3%），后弹力层脱离 3 眼（1.4%），无其他严重并发症出现。

参考文献

1.SONG Y H，ZHU X M，ZHANG Y，et al. Outcomes of partial versus complete goniotomy with or without phacoemulsification for primary open angle glaucoma：a multicenter study［J］. J Glaucoma，2023，32（7）：563-568.

2. ZHANG Y，YU P，ZHANG Y Z，et al. Influence of goniotomy size on treatment safety and efficacy for primary open-angle glaucoma：a multicenter study［J］. Am J Ophthalmol，2023，256：118-125.

3. TANG X，WU J J，DING X N，et al. A case of posner-schlossman syndrome treated by gonioscopy-assisted transluminal trabeculotomy［J］. Int J Ophthalmol，2023，16（5）：832-835.

4. 荆琳，何宇，曾流芝，等. 房角镜辅助的 360° 小梁切开术治疗青光眼睫状体炎综合征眼压失控一例［J］. 眼科，2021，30（04）：320-321.

第三章　房角镜辅助的内路部分小梁切开术

第一节　概　述

房角镜辅助的内路部分小梁切开术（gonioscopyassisted partial trabeculotomy, GAPT）是指在房角镜辅助下利用 Zeng's 小梁切开刀切开部分小梁网及 Schlemm 管内壁的手术方式。

1936 年，Barkan 首次描述了通过颞侧角膜切口切开 1/4~1/3 的鼻侧小梁网治疗成人青光眼。随后有多位研究者采用微钩或者谷户钩行 120° 部分小梁切开获得降眼压的效果，该术式具有更微创、反应小、更少的并发症等特点。

GAPT 的适应证包括原发性开角型青光眼、先天性青光眼、青少年青光眼、色素性青光眼、假性剥脱性青光眼，以及葡萄膜炎相关性青光眼等。在治疗闭角型青光眼时，GAPT 常与白内障超声乳化术和房角分离术联合。GAPT 禁用于活动性葡萄膜炎、新生血管性青光眼、急性闭角型青光眼发作期、因角膜混浊无法看清房角结构的病例。

第二节 术前准备

❶ 术前检查

术前需完善超声生物显微镜及房角镜检查，确认房角是否开放，房角结构是否清晰可见，为手术设计提供依据。

❷ 特殊器械

Zeng's 小梁切开刀（图 3-2-1）、单面手术房角镜（图 2-2-1）等。

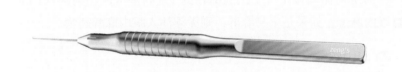

图 3-2-1　Zeng's 小梁切开刀

❸ 术前用药

单纯的 GAPT 术前需提前用毛果芸香碱滴眼液缩瞳，如果联合白内障手术，术前需先扩瞳。

第三节　手术基本步骤

❶ 麻醉

术眼行 3 次表面麻醉。

❷ 制作手术切口

用 1.8 mm 或 2.0 mm 穿刺刀于颞上透明角膜缘制作一个主切口，联合白内障手术的制作辅助切口。

❸ 眼内麻醉

在前房内注入按 1 ∶ 1 比例稀释的 1% 利多卡因注射液 0.1 ml 进行眼内麻醉，如果是全身麻醉，则无须注入眼内麻醉药物。

❹ 眼内缩瞳

如果术前缩瞳效果不好，需要在前房内注入按 1 ∶ 1 比例稀释的卡米可林注射液缩瞳。

❺ 注入黏弹剂

在前房内注入黏弹剂，使眼压升高至 30 mmHg 左右，有利于维持前房深度和防止出血。

❻ 调整手术显微镜位置和患者头位

调整患者头位朝鼻下方倾斜，眼球向鼻下方旋转，并调整手术显微镜倾斜 45° 左右。

❼ 切开小梁网组织

于角膜表面涂上黏弹剂，放置单面房角镜使看清房角，于主切口对侧房角约 7：30 方位（左眼）或 4：30 方位（右眼）对准小梁网组织及 Schlemm 管内壁，用 Zeng's 小梁切开刀逆时针缓缓切开小梁网组织及 Schlemm 管内壁约 2 个钟点（约 60° 范围）（图 3-3-1），再反转刀刃面自起点顺时针切开小梁网组织及 Schlemm 管内壁约 2 个钟点（图 3-3-2），共计 4 个钟点（120°）范围，退出切开刀，用黏弹剂充分扩张切开口（图 3-3-3），如有小梁网组织脱落，可用眼内镊夹出。

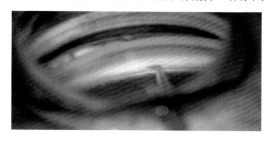

图 3-3-1　逆时针切开小梁网

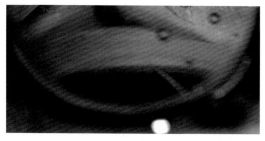

图 3-3-2　顺时针切开小梁网

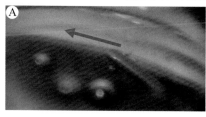 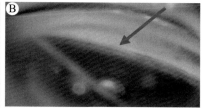

图 3-3-3　用黏弹剂充分扩张切开口

注：A. 箭头所指为切开口扩张前；B. 箭头所指为切开口扩张后。

⑧ 冲洗前房内黏弹剂

用平衡盐溶液冲洗前房，可行浅层巩膜静脉液流波检查，水密切口，使眼压稍高，手术结束。

GAPT 手术操作可扫二维码观看视频（视频 3-3-1）。

注意：①切开小梁网和 Schlemm 管内壁时，动作要缓慢，可以在切开过程中利用切开刀侧面向上、下分开切开组织上下唇，确保切开刀在 Schlemm 管内，防止伤及 Schlemm 管外壁而影响手术效果；②如术中遇到 Schlemm 管回血或虹膜根部出血，影响手术视野，可利用黏弹剂将出血推开，或用灌注液冲洗前房内出血，并重新注入黏弹剂；③如联合白内障手术，推荐完成白内障手术后再行 GAPT。

视频 3-3-1

第四节　并发症及其处理

GAPT 的主要并发症：首先是小梁切开部位的短暂出血，大多数患者会有少量的前房回血，术后 2~3 天可完全吸收；其次是出现眼压反跳，一般持续时间短暂，术后前 3 天容易发生，随后下降。总之，GAPT 出现的前房积血和眼压反跳较 GATT 明显少见。

第五节　房角镜辅助的内路部分小梁切开术
联合白内障手术

一、针对开角型青光眼的白内障手术联合房角镜辅助的内路部分小梁切开术

❶ 手术适应证

适用于合并白内障且基础眼压较低、药物控制尚可的早、中期开角型青光眼。

❷ 手术步骤

白内障超声乳化联合 IOL 植入术完成后，吸除前房及囊袋内的黏弹剂，在前房注入按 1 ：1 稀释的卡米可林将瞳孔充分缩小，在前房内重新注入黏弹剂，使眼压升高，充分打开房角。选择主切口对侧部位行 GAPT（具体步骤见本章第三节），术毕可用 I/A 充分吸净前房内黏弹剂及回血，最后水密切口。白内障手术联合 GAPT 尽量选用 1.8~2.2 mm 微切口手术，更小切口可使前房深度稳定性更好，同时也避免大切口手术时虹膜涌出的风险。白内障超声乳化联合 GAPT 手术操作可扫二维码观看视频（视频 3-5-1）。

视频 3-5-1

❸ 临床观察

收集 2020 年 8 月至 2022 年 12 月，在成都市第一人民医院采用 Zeng's 小梁切开刀实施 GAPT 联合白内障超声乳化抽吸术治疗的

原发性开角型青光眼患者 29 例（44 眼）的临床资料进行分析，手术疗效评定标准同 GATT（见第二章第八节）。术后眼压反跳定义为术后眼压大于或等于 30 mmHg。随访至术后 6 个月，观察术后眼压、视力、降眼压药物使用情况、术后降眼压药物用量、并发症情况，以及手术成功率。

结果：纳入患者中男性 7 例（10 眼），女性 22 例（34 眼），男女比例约为 1：3；年龄范围 42~91 岁，平均年龄（68.50±1.73）岁。其中，原发性开角型青光眼早期患者 23 眼（52.3%），中期 6 眼（13.6%），晚期 15 眼（34.0%）。术前基线平均眼压（22.50±0.92）mmHg，术后 1 天、1 周、1 个月、3 个月、6 个月平均眼压分别为：（20.48±1.58）mmHg、（20.07±0.95）mmHg、（17.18±0.36）mmHg、（17.64±0.37）mmHg、（17.86±0.42）mmHg，均较术前明显降低（$P < 0.01$）。术后 6 个月总成功率为 93%，其中 20 眼（45%）手术完全成功，21 眼（48%）手术条件成功，3 眼（7%）手术失败。术后 6 个月降眼压药物使用数量［0（0,1）］较术前［3（2,4）］明显减少（$P < 0.01$）。术前与术后 6 个月视力变化：36 眼（81.8%）术后生活视力较术前提高，4 眼（9.11%）术后生活视力与术前视力相同，4 眼（9.11%）术后视力较术前视力降低。术后眼压反跳发生率为 6.8%（3 眼），峰值为 52 mmHg。术后 1 天前房积血发生率为 15.9%（7 眼），均为 I 度前房积血，但是大多数都可在 1 周内自行吸收。无其他并发症发生。

对原发性开角型青光眼患者 8 例（10 眼）采用 Zeng's 小梁切开刀实施 GAPT，与联合白内障超声乳化抽吸术治疗原发性开角型青光眼相比较，术后成功率及眼压反跳、前房积血的发生率，两组之间无统计学差异，但 GAPT 联合白内障超声乳化抽吸术降眼压的幅度优于单纯 GAPT。

二、针对闭角型青光眼的白内障超声乳化联合房角 镜辅助的内路部分小梁切开术

❶ 适应证

GAPT 用于慢性闭角型青光眼治疗时需要联合白内障超声乳化和房角分离术。房角关闭是 GAPT 的相对禁忌证，而当摘除白内障后，前房明显加深，并通过房角分离使关闭的房角重新打开，此时可行 GAPT。GAPT 禁用于急性闭角型青光眼发作期、活动性葡萄膜炎及新生血管性青光眼导致的慢性房角关闭。

❷ 手术步骤

白内障超声乳化联合 IOL 植入术完成后，吸除黏弹剂，在前房内注入按 1 : 1 比例稀释的卡米可林充分缩瞳，注入黏弹剂充填前房，使眼压升高，充分打开房角，此时可用双面房角镜先检查全周房角，如有房角粘连关闭，可在双面镜直视下分离房角，也可直接用单面镜进行房角检查及分离。同样选择主切口对侧部位行 GAPT（具体步骤详见本章第三节）。

白内障超声乳化术联合房角分离术联合 GAPT 手术操作可扫二维码观看视频（视频 3-5-2）。

视频 3-5-2

❸ 临床观察

回顾性分析了 2020 年 10 月至 2023 年 2 月在成都市第一人民医院行白内障超声乳化抽吸联合房角分离术和 Zeng's 小梁切开刀辅助下的 120° GAPT 治疗的原发性慢性闭角型青光眼患者 49 例（64 眼）。手术疗效评定标准同 GATT（见第二章第八节）。

术后随访 6 个月的患者有 49 例（64 眼），用药情况下术前平均眼压（29.72 ± 7.70）mmHg，术后 1 周、1 个月、3 个月、6 个

月平均眼压分别为（18.53±7.89）mmHg、（16.88±5.57）mmHg、（15.67±2.47）mmHg、（15.64±1.93）mmHg，与术前相比，均具有显著统计学差异（$P < 0.01$）。且术后 6 个月降眼压药物使用数量［0（0,2）］较术前［2（0,4）］明显减少（$P < 0.01$）。术后 6 个月手术完全成功率为 90.6%（58 眼），条件成功率为 4.7%（3 眼），总成功率为 95.3%。

术后随访至 1 年的患者有 34 例（43 眼），用药情况下术前平均眼压（29.0±6.5）mmHg，术后 1 周、1 个月、3 个月、6 个月、12 个月平均眼压分别为（19.07±7.54）mmHg、（17.6±5.93）mmHg、（15.79±2.00）mmHg、（15.84±1.95）mmHg、（16.02±2.28）mmHg，与术前相比均有显著统计学差异（$P < 0.01$）。术后 1 年平均降眼压药物使用数量［0（0,2）］较术前［2（0,3）］明显减少（$P < 0.01$）。术后 1 年手术完全成功率为 86%（37 眼），条件成功率为 7.0%（3 眼），总成功率为 90.3%。

术后并发症主要包括前房积血 5 眼（7.8%）、眼压反跳 16 眼（25.0%）、前房炎症反应 1 眼（1.6%）、恶性青光眼 1 眼（1.6%），后者经保守治疗好转，未出现严重威胁视力的并发症。

参考文献

1. BARKAN O. A new operation for chronic glaucoma［J］. Am J Ophthalmol, 1936, 19（11）: 951-966.

2. TANITO M, IKEDA Y, FUJIHARA E. Effectiveness and safety of combined cataract surgery and microhook ab interno trabeculotomy in Japanese eyes with glaucoma: report of an initial case series［J］. Jpn J Ophthalmol, 2017, 61（6）: 457-464.

3. MORI S, MURAI Y, UEDA K, et al. A comparison of the 1-year surgical outcomes of ab externo trabeculotomy and microhook ab interno trabeculotomy using propensity score analysis［J］. BMJ Open phthalmology, 2020, 5: e000446.

4. OMOTO T, FUJISHIRO T, ASANO-SHIMIZU K, et al. Comparison of the short

term effectiveness and safety profile of ab interno combined trabeculotomy using 2 types of trabecular hooks [J]. Jpn J Ophthalmol, 2020, 64（4）: 407-413.

5. ZHANG Y, YU P, ZHANG Y Y, et al. Influence of goniotomy size on treatment safety and efficacy for primary open-angle glaucoma: a multicenter study [J]. Am J Ophthalmol, 2023, 256: 118-125.

6. SONG Y H, ZHU X M, ZHANG Y, et al. Outcomes of partial versus complete goniotomy with or without phacoemulsification for primary open angle glaucoma: a multicenter study [J]. J Glaucoma, 2023, 32（7）: 563-568.

第四章　房角分离术

第一节　概　述

房角分离术（Goniosynechialysis，GSL）目前是指在房角镜直视下利用黏弹剂或手术器械进行房角粘连分离的技术。适用于原发性急、慢性闭角型青光眼，或一些继发性闭角型青光眼，或小梁切开术后存在房角粘连关闭的病例，常联合白内障超声乳化术同时进行。

第二节　术前准备

❶ 术前检查

术前需完善超声生物显微镜及房角镜检查，了解房角关闭情况并记录。

❷ 特殊器械

单面或双面手术房角镜（图 2-2-1，图 2-2-2）。

❸ 术前用药

单纯的 GSL 可于术前提前点用毛果芸香碱滴眼液缩瞳，如果联合白内障手术，术前需先扩瞳。

第三节 手术基本步骤

❶ 麻醉

（1）表面麻醉。

（2）联合 GAPT 或 GATT 可术前行球周麻醉，或前房内注入按 1∶1 比例稀释的利多卡因注射液行眼内麻醉。

❷ 制作手术切口

单纯的 GSL 或联合白内障手术，均可制作 1.8~2.2 mm 的透明角膜微切口，切口一般选择颞上方，联合白内障手术的则利用白内障主切口进行分离。

❸ 手术操作

（1）制作角膜切口后于前房内注入足量的黏弹剂，足以支撑前房，如联合白内障手术，可在植入 IOL 后，先抽吸前房及囊袋内黏弹剂，再于前房注入按 1∶1 比例稀释的卡巴胆碱注射液，待瞳孔缩小后于前房内注入适量黏弹剂。

（2）双面镜房角分离：根据我们的经验，更推荐使用双面房角镜进行房角分离，因为双面房角镜不需要患者采取特殊的头位和眼位，对局麻手术来讲，不依赖患者的配合度，术中只需要助手协助旋转镜面方向，利用黏弹剂本身的张力和针头的钝力就可以实现接近全周的房角分离。手术时可先将黏弹剂针头伸入前房至对侧前房角附近，再于角膜上涂抹黏弹剂，放置前房角镜，此时不需要调整头位及显微镜角度，只需调整显微镜焦距直至看清房角结构。于房角镜直视下行 270°以上房角分离，在分离过程中助手应配合主刀医师缓慢地旋转房角镜的方向，以便主刀医师能看清分离部位的房角。邻近主切口附近的房角如无法在房角镜直视下分离，可自侧切口在显微镜下直接分离（图 4-3-1 至图 4-3-3）。

白内障超声乳化术联合房角分离（双面房角镜下）的手术操作可扫二维码观看视频（视频 4-3-1）。

视频 4-3-1

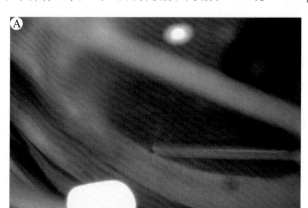

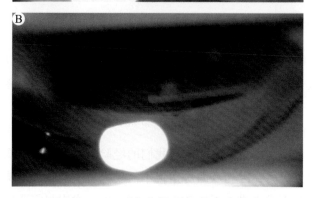

图 4-3-1　双面房角镜下行房角分离术

注：A. 分离前；B. 分离后，可见充血的 Schlemm 管。

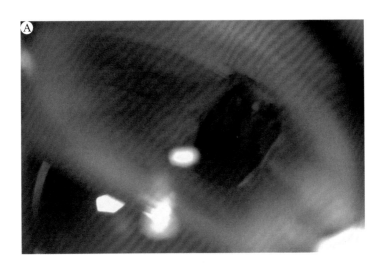

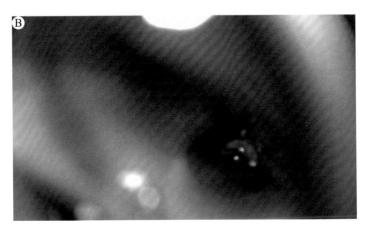

图 4-3-2 闭角型青光眼小梁切除术后行白内障超声乳化
联合房角分离术

注：A.术中双面镜下见虹膜周切口处周边虹膜前粘连覆盖小梁切除部位；
B.于双面房角分离术镜直视下分离粘连。

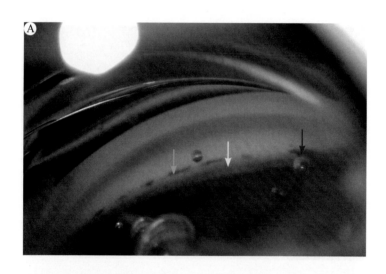

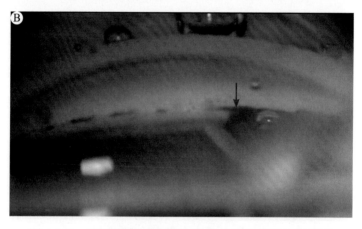

图 4-3-3　双面房角镜直视下用黏弹剂分离粘连的房角

注：A. 红色箭头所指为已分离与未分离的交界处，黄色箭头所指为分离后所见充血的 Schlemm 管，绿色箭头所指为原虹膜根部附着处分离后残余的色素附着；B. 可见分离后与未分离房角交界处。

（3）如使用单面房角镜进行房角分离，需事先调整头位向鼻下方位，嘱患者朝鼻下方向转动眼球，主刀医师调整显微镜至 45° 倾斜位，在单面房角镜直视下分离主切口对侧的房角，分离时主刀医师可根据分离的部位调整坐位及患者的头位，并旋转显微镜方向，以尽可能达到 270° 以上范围的房角分离。如房角为局限性周边虹膜前粘连，也可在房角镜直视下只分离粘连处（图 4-3-4）。

视频 4-3-2

白内障超声乳化联合房角分离（单面房角镜下）的手术操作可扫二维码观看视频（视频 4-3-2）。

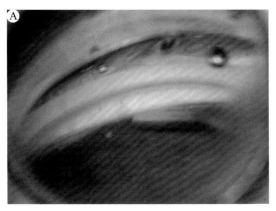

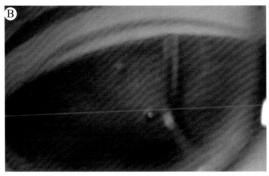

图 4-3-4 慢性闭角型青光眼行白内障超声乳化联合房角分离术和部分小梁切开术

注：A. 用黏弹剂分离粘连的房角；B. 用黏弹剂分离另一部位粘连的房角。

（4）分离时应尽可能避免损伤虹膜根部，避免出血，如出血较多，影响手术视野，可于前房内注入肾上腺素注射液（按 1 ： 10 比例稀释）以减少出血，冲洗前房内出血，并重新注入足够黏弹剂，手术结束后再冲洗前房内黏弹剂，重建前房。

第四节　并发症及其处理

GSL 的主要并发症是分离部位的短暂出血，术后一般没有明显的前房积血，术后应在前房炎症反应静止后尽早使用毛果芸香碱滴眼液缩瞳，避免发生再次粘连。如出现可疑房角粘连，可于术后 2 周以后的任何时期行房角镜检查，以明确房角再次粘连的部位。

第五章　内路黏小管成形术

第一节　概　述

　　黏小管成形术是在黏小管切开术基础上发展起来的一种新型 Schlemm 管手术，通过扩张 Schlemm 管重建自然房水外流通道，增加房水外流来降低眼压。黏小管成形术从最初的外路手术到改良的内路黏小管成形术（ab-interno canaloplasty, ABiC），更加符合微创内路 Schlemm 管手术的特点。ABiC 通过将微导管插入 Schlemm 管并利用黏弹剂 360°扩张后，扩张房水流出通道、Schlemm 管及集液管入口，改善小梁网疝和改善 Schlemm 管塌陷，全面重建青光眼患者房水流出的自然通道。对成人原发性开角型青光眼是一种安全、有效且微创的降眼压的手术方式，适合基础眼压不太高的早期和部分进展期的原发性开角型青光眼患者，对于晚期青光眼患者可能仍然达不到足够降眼压的效果。对于虹膜炎、新生血管型青光眼、慢性闭角型青光眼、房角后退性青光眼、周边房角粘连性青光眼或窄角型开角型青光眼患者，则不宜进行 ABiC 手术。

第二节　术前准备

同 GATT（详见第二章第二节）。

第三节　手术基本步骤

❶ 麻醉

术眼行 3 次表面麻醉。

❷ 制作手术切口

做透明角膜缘辅助切口，用 1.8 mm 穿刺刀于颞上透明角膜缘做主切口（图 5-3-1）。

❸ 手术操作

（1）于前房内注入黏弹剂，调整手术显微镜位置和患者头位，将微导管自侧切口插入前房，在房角镜下确认小梁网位置后，于主切口对侧位置（鼻下方）用 Zeng's 小梁切开刀切开小梁网和 Schlemm 管内壁 1~2 mm（图 5-3-2），用黏弹剂扩张 Schlemm 管切开口（图 5-3-3）。

（2）用眼内镊将微导管头端插入 Schlemm 管内（图 5-3-4），微导管每前行 1~2 个钟点便推注 1 次黏弹剂，进行 360°扩张。经过改良后的 ABiC 手术，在微导管全周穿通后（图 5-3-5），利用微导管切开 Schlemm 管内壁和小梁网组织约 2 个钟点位（约 60°范围）

（图 5-3-6），相当于在扩张 Schlemm 管的同时完成了部分小梁切开。随后利用眼内镊缓缓退出微导管，在退出的过程中要注意避免微导管再次切开 Schlemm 管。随着微导管不断往外退出，助手应协助主刀医师利用微导管间断注入黏弹剂，使塌陷的小梁网组织管重新分离，并使疝入集液管的小梁组织回退出来（图 5-3-7，图 5-3-8）。全部退出微导管后，冲洗前房黏弹剂（图 5-3-9），水密切口。

ABiC 的手术操作可扫二维码观看视频（视频5-3-1）。

（3）ABiC 也可联合白内障手术，一般在白内障超声乳化植入术后完成，在植入人工晶体并抽吸囊袋内的黏弹剂，以及眼内缩瞳后进行，这样前房角

视频 5-3-1

结构显示更清楚，同时防止 ABiC 操作时房角出血流入晶体囊袋内。

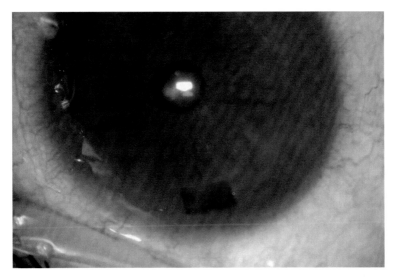

图 5-3-1　制作角膜切口

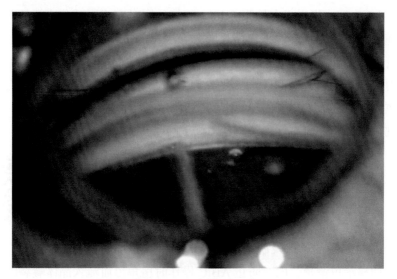

图 5-3-2　小梁网开窗

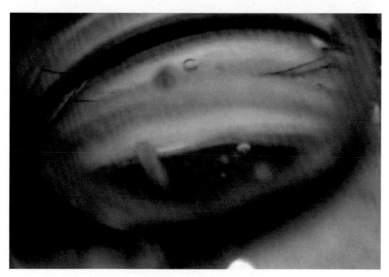

图 5-3-3　用黏弹剂扩张 Schlemm 管切开口

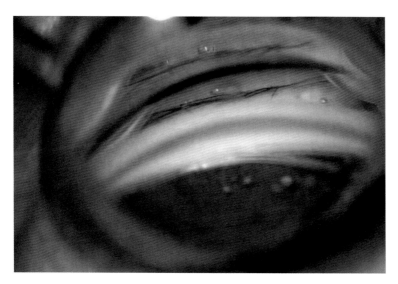

图 5-3-4　将微导管头端插入 Schlemm 内

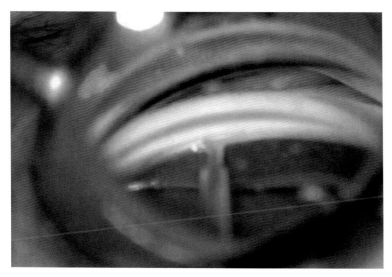

图 5-3-5　实现全周穿通

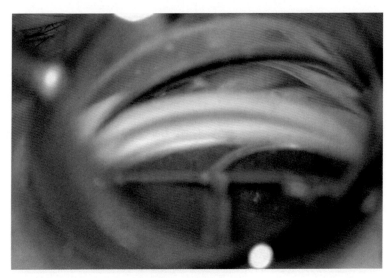

图 5-3-6　利用微导管切开 Schlemm 管内壁约 2 个钟点位
（约 60° 范围）

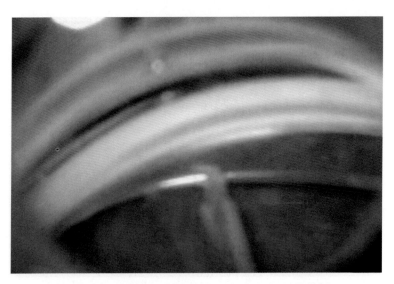

图 5-3-7　缓缓退出微导管，边退边注入黏弹剂

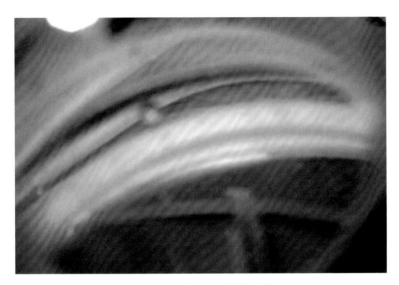

图 5-3-8 退出全部微导管

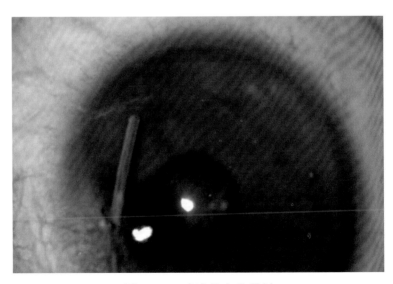

图 5-3-9 冲洗前房黏弹剂

　　ABiC 术中及术后总体的并发症发生率均较低，主要并发症包括：小梁切开口的少许回血，术后 2~3 天一般可完全吸收；在用黏弹剂扩张 Schlemm 管时应注意频率和次数，如果黏弹剂推注过多或过猛，可能导致角巩膜缘处后弹力层脱离；少数术后病例也会出现眼压反跳。

<h2 style="text-align:center">参考文献</h2>

1. KHAIMI MA. Canaloplasty: a minimally invasive and maximally effective glaucoma treatment [J]. J Ophthalmol, 2015, 2015: 485065.
2. 范道青，钟华. 内路黏小管成形术研究进展 [J]. 国际眼科纵览，2017，41（3）：187-191.

第六章　微创内路三联手术

第一节　概　述

  微创内路三联（trabeculotome tunnelling trabeculoplasty，3T）手术由首都医科大学附属北京同仁医院王宁利教授于 2022 年发明。3T手术是一种新型微创青光眼手术，手术的设计原理和主要降眼压机制：①切开部分小梁网，使房水从小梁网开窗处进入 Schlemm 管；②利用黏弹剂扩张房水流出通道、Schlemm 管及集液管入口，改善Schlemm 管塌陷和小梁网疝；③将 10-0 缝线留置于 Schlemm 管内，长期扩张 Schlemm 管，增大 Schlemm 管及集液管入口直径。所以，3T 手术是一种符合房水生理通路的微创青光眼手术。3T 手术治疗原发性开角型青光眼有较好的手术效果。

  3T 手术的降眼压机制见图 6-1-1。

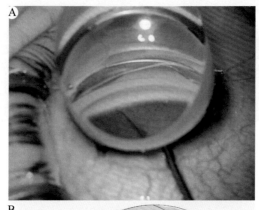

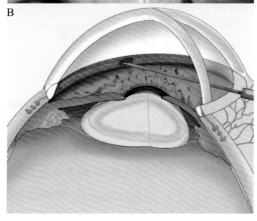

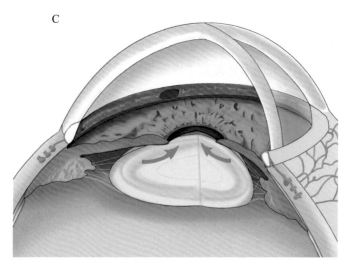

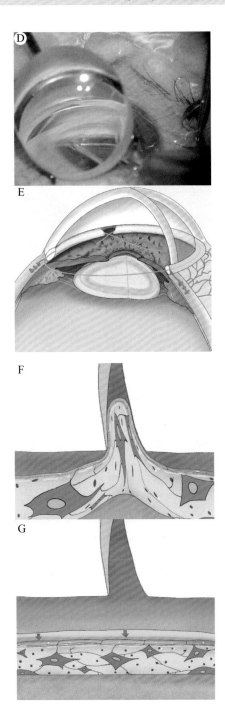

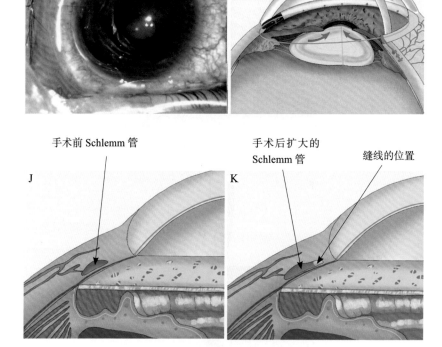

图 6-1-1　3T 手术降眼压机制

注：A~C.Trabeculotome：小梁网开窗，房水从开窗处进入 Schlemm 管；D~G. Tunnelling：黏弹剂扩张，解除小梁网疝，扩张集液管入口；H~K.Trabeculoplasty：张力性缝线，长期扩张 Schlemm 管。

手术适应证：适用于角膜透明的开角型青光眼；角膜透明的慢性闭角型青光眼可联合白内障手术。

3T 手术特殊显微器械：Zeng's 小梁切开刀（图 3-2-1）、单面和双面手术房角镜（图 2-2-1，图 2-2-2）、眼内镊（图 2-2-4）、显微钩针、套线管、退管辅助器（图 6-1-2）。

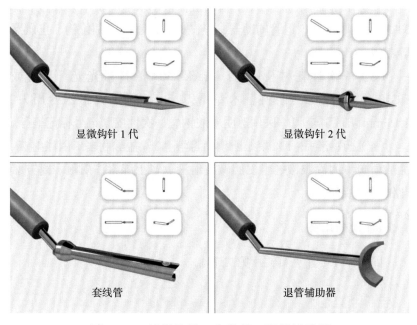

图 6-1-2　显微钩针、套线管、退管辅助器

第二节　术前准备

❶ 手术设备及耗材的准备

（1）常规手术包。

（2）手术器械：在 GATT 基础上，根据采取的手术方式另准备 3T 专用显微钩针、退管辅助器、显微撕囊镊、晶体调位钩、止血器等器械。

（3）一次性耗材及用物：iTrack-250A 眼科激光光纤导管或 UC100 微导管、15°眼科手术专用刀、1.8 mm 眼科手术专用刀、1.15 mm 巩膜隧道刀、医用透明质酸钠、一次性皮肤记号标记笔等。

（4）药物准备：5% 聚维酮碘消毒液、2% 盐酸利多卡因注射液、盐酸丙美卡因滴眼液、卡巴胆碱注射液、肾上腺素注射液、复方氯化钠注射液等。

❷ 术前用药

同 GATT（详见第二章第二节）。

第三节　手术基本步骤

不同手术操作的步骤不一样，具体如下。

一、微导管进入 Schlemm 管时带入缝线

❶ 麻醉

一般患者行局部麻醉，配合较差的患者行全身麻醉。

❷ 准备带纹的微导管

连接缝线与微导管，选用长度 9 cm 的 10-0 聚丙烯缝线，以普通外科打结方式将缝线一端固定于微导管头端 0.5~1.0 mm 处（图 6-3-1），以备微导管和缝线一同插入 Schlemm 管。于微导管内预先填充黏弹剂，以排空管内空气。

❸ 制作手术切口

将显微镜调整为倾斜 45° 左右，便于观察房角。主切口部位选择患者颞侧或颞上方，用 1.8 mm 手术刀做透明角膜主切口，避开角膜血管翳。于前房内注入卡巴胆碱注射液缩瞳后注入黏弹剂支撑前房。侧切口位于主切口右上方 4~5 个钟点位，用 15° 穿刺刀做透明角膜切口进入前房。

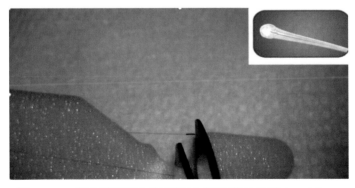

图 6-3-1 预先把缝线打结固定在微导管的头端 0.5~1.0 mm 处（图片由王宁利教授团队授权使用）

④ 小梁切开口的制作

光纤微导管由侧切口进入前房，在房角镜辅助下用内界膜钩或用 Zeng's 小梁切开刀于主切口对侧房角的功能小梁网处切开小梁网，切开长度 2~3 mm，完成小梁网开窗。

⑤ 360° 穿行微导管

将微导管头端由此插入 Schlemm 管内，逆时针穿行 360°（若遇阻力较大的部位，可先少量回退微导管，使用推注器推注 2 格黏弹剂后继续穿行），直至微导管和缝线共同穿出起始端进入前房。在靠近打结处使用眼内剪剪断缝线（注意拉动缝线时避免切开小梁网），使用眼内镊牵引缝线断端进入前房约 6 mm，以防回退微导管时缝线退入 Schlemm 管内（图 6-3-2A、B）。

⑥ 退管并扩张 Schlemm 管

此时 10-0 缝线已置于 Schlemm 管内，缝线两端游离于前房内，用画线笔于结膜表面标记 10-0 缝线游离端穿出 Schlemm 管的位置。用 "Y" 形晶状体调位钩或回退微导管辅助器抵住前房内微导管穿出 Schlemm 管的末端（可避免切开小梁网），助手在眼外缓慢回撤微导管并注入黏弹剂扩张 Schlemm 管及集液管入口，每个钟点位用推注器注入 2 格黏弹剂，待微导管全部退出 Schlemm 管后进一步撤出前房（图 6-3-2C）。

⑦ 制作板层巩膜隧道及穿刺口

调整显微镜角度为垂直，术者换位至患者鼻侧继续手术。对于小梁网开窗较大者，于患者鼻侧做结膜瓣（横径根据画线笔在结膜表面标记的长度进行调整），用 1.25 mm 隧道刀在巩膜表层做深约 0.3 mm 的板层巩膜隧道（横径根据画线笔在结膜表面标记的长度进行调整），用 23G 穿刺刀于巩膜隧道下穿刺进入前房。

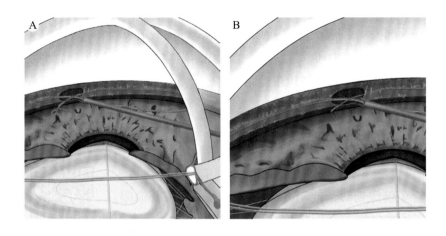

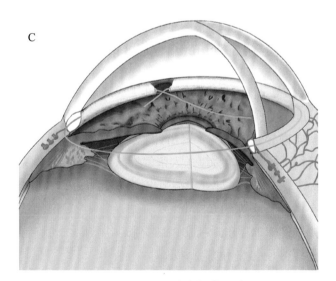

图 6-3-2　3T 手术操作示意图
（图片由王宁利教授团队授权使用）

注：A. 带线的微导管在 Schlemm 管内穿行 360°；B. 将缝线拉入前房后剪断与微导管之间的连接；C. 退管后缝线已置于 Schlemm 管内，两游离端位于前房。

⑧ 钩出缝线并打结

用显微钩针或 23G 眼内镊由穿刺口夹出前房内游离的 10-0 缝线两端（注意提前于前房内摆放好游离端缝线的位置，以便区分头尾两端）。此时 10-0 缝线游离的头尾两端均位于巩膜隧道下，抽紧两端缝线后于巩膜隧道内打结固定，行 Schlemm 管扩张，8-0 缝线间断缝合结膜瓣。

⑨ 处理前房黏弹剂和出血

置换前房内黏弹剂和出血，待前房无积血后水密角膜缘切口，使用妥布霉素地塞米松眼膏涂眼，以纱布包盖，手术结束。

3T 手术操作方法一可扫二维码观看视频（视频 6-3-1）。

视频 6-3-1

二、微导管穿出 Schlemm 管时带入缝线

360°环穿微导管后，用 26G 留置针（或隧道辅助管）在鼻侧角巩膜缘穿刺进入前房，位置选择临近微导管在眼内穿出的部位，使管口刚好朝向微导管的头端，退出针芯，保留外壁软管于前房内。利用眼内镊将微导管头端缓缓送入留置针软管内，在眼外夹住穿入微导管的软管，缓缓将微导管头端引出穿刺口到眼外。利用 10-0 聚丙烯缝线在微导管头端约 0.5 mm 处打结，用 "Y" 形晶状体调位钩或回退微导管辅助器抵住前房内微导管穿出 Schlemm 管的末端，助手在眼外缓慢回撤微导管并注入黏弹剂，直至微导管全部退出 Schlemm 管后进一步撤出前房（图 6-3-3）。剪断缝线与微导管的连接部位，此时，10-0 缝线的一端位于眼外（巩膜穿刺口处），另一端位于前房内（图 6-3-4）。在巩膜穿刺口的附近做结膜瓣和板层巩膜隧道，于巩膜隧道下穿刺进入前房，钩出缝线的另一端，抽紧两

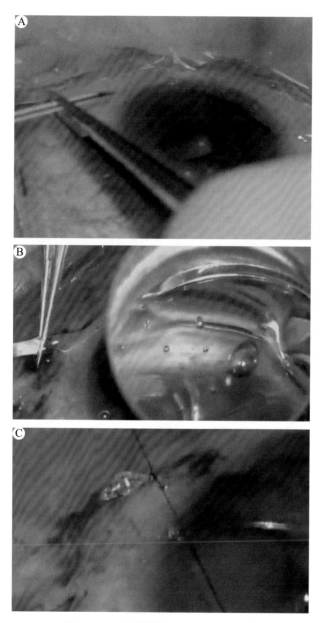

图 6-3-3 微导管穿出 Schlemm 管
（图片由王宁利教授团队授权使用）

注：A. 将 26G 留置针插入前房；B. 将微导管头端送入留置针软管内；C. 引出微导管并将 10-0 缝线在其头端打结。

端缝线后于巩膜隧道内打结固定，行 Schlemm 管扩张，8-0 缝线间断缝合结膜瓣。冲洗前房内黏弹剂和出血。

　　3T 手术操作方法二可扫二维码观看视频（视频6-3-2）。

视频 6-3-2

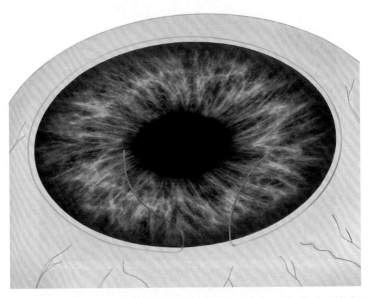

图 6-3-4　退出微导管后，10-0 缝线的一端位于眼外（巩膜穿刺口处），另一端位于前房内
（图片由王宁利教授团队授权使用）

三、微导管穿出辅助切口带入缝线，巩膜隧道引出缝线，巩膜隧道外打结

　　第一步同 GATT 穿管步骤。在内路小梁网开窗后，微导管行360°环穿，一边走行一边推注黏弹剂，扩张 Schlemm 管。行进360°之后利用微撕囊自侧切口将微导管头端引至眼球外 2~3 mm，利

用微导管切开两个钟点位（60°范围）Schlemm 管内壁，将 10-0 聚丙烯缝线在微导管膨大端后部 1mm 处打结，将带线的微导管自原路缓缓退入 Schlemm 管内，边退边打黏弹剂，当退出全部微导管后，将连着线的微导管退出眼球外，剪断微导管头端与缝线连接处，并用眼内镊牵引缝线两断端拉入前房，牵引时应防止缝线切开小梁网。待缝线在前房内足够长时，分别于小梁网开窗的两断端点（即缝线从 Schlemm 管进入前房的位置，可利用双面房角镜观察）对应角膜缘后 1.5 mm，利用 1.15 mm 巩膜隧道刀制作巩膜隧道，经房角穿刺进入前房，用专用显微钩针分别自两巩膜隧道钩出前房内游离的 10-0 缝线两端（注意提前于前房内摆放好游离端缝线的位置，以便区分头尾两端）。再使用带长弯针的 10-0 聚丙烯缝线与一侧巩膜隧道口的 Schlemm 管缝线打结，长弯针从该巩膜隧道口经巩膜板层穿出至另一个隧道口，这样将 Schlemm 管内的一端缝线从一个巩膜隧道口带到另一个巩膜隧道口，剪断双弯针缝线，然后将头尾两端缝线在巩膜隧道口内打结，此时 Schlemm 管内的缝线已通过巩膜隧道首尾相连，可利用缝线张力扩张 Schlemm 管。冲洗眼内黏弹剂及出血，恢复前房，剪断线结并将线结埋入巩膜隧道内，水化切口，检查角膜切口及巩膜隧道切口是否密闭，手术结束（图 6-3-5）。

3T 手术方法三（改良）的操作可扫二维码观看视频（视频 6-3-3）。

视频 6-3-3

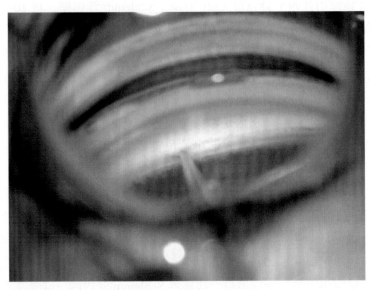

第一步：用 Zeng's 小梁切开刀切开小梁和 Schlemm 管内壁 2~3 mm。

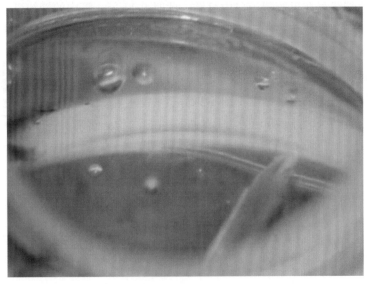

第二步：导入微导管并打黏弹剂，扩张 Schlemm 管，走行 360°。

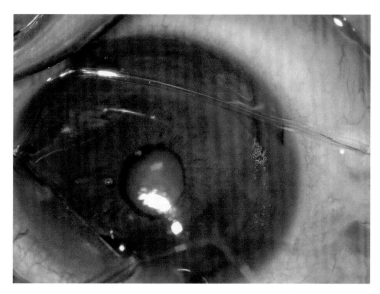

第三步：微导管穿出透明角膜缘，并在微导管头端 2~3 mm 处结扎 10-0 聚丙烯缝线。

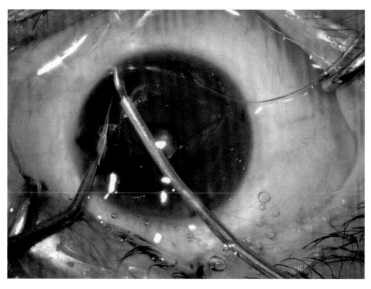

第四步：将微导管退入 Schlemm 管，走行 360° 将缝线带入 Schlemm 管。

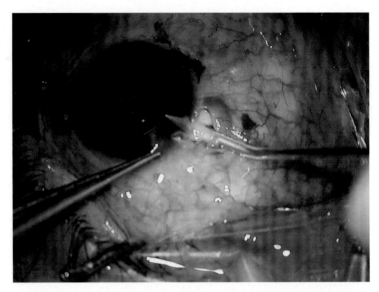

第五步：在 Schlemm 管两端开口处角膜缘后 1.5 mm 处制作两个巩膜隧道，并将线钩到球外。

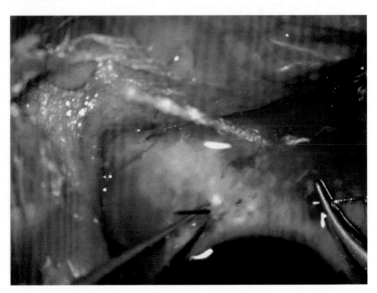

第六步：用长弯针将一端缝线从巩膜隧道口进入，经巩膜层间从另一巩膜隧道口穿出。

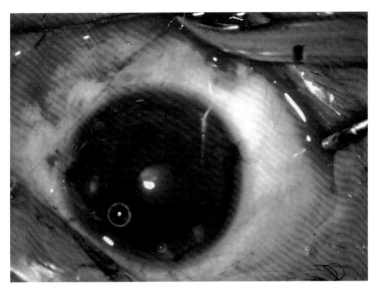

第七步：两端缝线打结。

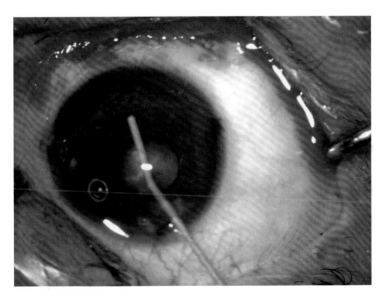

第八步：冲洗前房黏弹剂。

图 6-3-5 3T 手术方法三（改良）操作示意

3T 术后 1 天患者术眼效果见图 6-3-6。

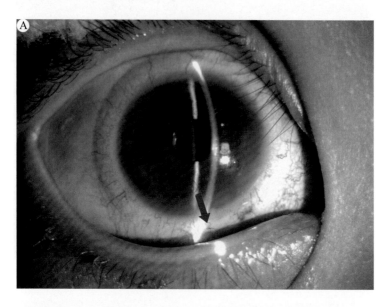

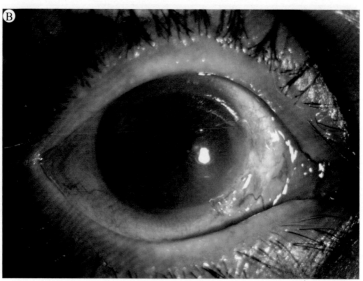

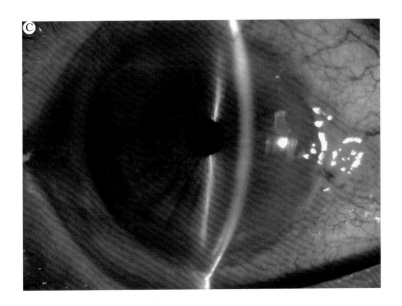

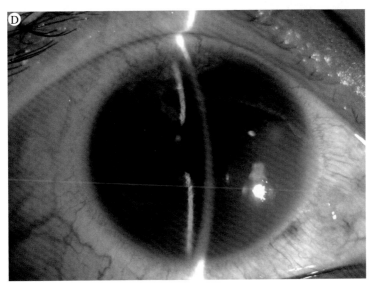

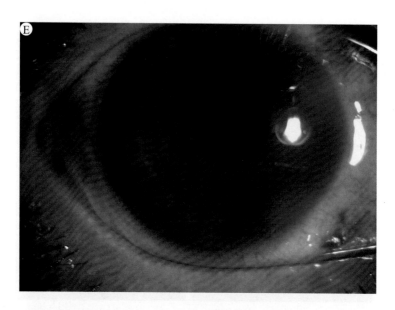

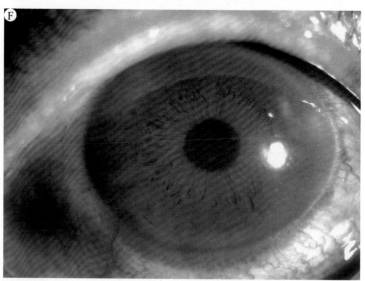

图 6-3-6　3T 术后 1 天效果

注：A. 原发性开角型青光眼术后第 1 天，红色箭头所指为结膜缝线；B. 青睫综合征术后第 1 天；C.3T 联合白内障术后第 1 天；D. 先天性青光眼术后第 1 天；E. 房角后退继发性青光眼术后第 1 天；F. 原发性开角型青光眼术后第 1 天。

四、微导管穿出辅助切口带入带弯针的缝线，辅助切口内打结

1. 常规消毒、铺巾、麻醉。

2. 用 15° 手术刀于鼻上方（左眼）或颞下方（右眼）透明角膜缘做一辅助切口，颞上方透明角膜缘做主切口 1.8 mm。

3. 在辅助切口处预置微导管于前房内。

4. 在房角镜直视下切开鼻下方小梁网及 Schlemm 管内壁约 2 mm，用黏弹剂扩张切开口，用眼内镊将微导管头端通过切开口一断端插入 Schlemm 管内并朝前走行，每走 2 ~ 3 个钟点位打 1 次黏弹剂扩张 Schlemm 管，逆时针行进 360° 后将微导管头端穿出 Schlemm 管另一断端，利用微导管将 Schlemm 管及小梁网开窗扩大至 2 个钟点位（60° 范围），于 Schlemm 管微导管插入处制作透明角膜缘辅助切口，用显微撕囊镊自辅助切口处将微导管头端引至眼外。

5. 将带针的 10-0 聚丙烯缝线一端结扎在微导管头端后 1~2 mm 处，利用眼内镊将微导管头端退回到前房，将缝线另一端的大弯针自辅助切口进入前房后从微导管穿出 Schlemm 管处相应的角膜缘后 0.5 mm 处穿出。

6. 用退管辅助器或 "Y" 形定位钩将插入 Schlemm 管处的微导管叉住固定后，在眼外用镊子将微导管缓慢退出 Schlemm 管和眼外，剪断微导管缝线结扎处，使缝线与微导管分离，利用眼内镊拉缝线进入前房，并保持缝线有足够的长度。

7. 用显微钩针自辅助切口处钩出前房内游离的缝线，再利用大弯针经巩膜板层间达到有线的辅助切口处后，用弯针将缝线从前房内穿出辅助切口，与游离缝线尾端打结于眼内，最终使眼内 Schlemm 管中的缝线首尾相连，并利用缝线张力扩张 Schlemm 管。

8. 在房角镜下用黏弹剂充分分离 Schlemm 管开窗处和清理血凝

块，确保 Schlemm 管开窗和两端 Schlemm 管开口通畅。

9.冲洗眼内黏弹剂及回血，水密切口，眼压 Tn+1，手术结束。

3T 手术操作方法四（眼内打结）可扫二维码观看视频（视频 6-3-4）。

视频 6-3-4

第四节　并发症及其处理

术中和术后并发症的预防和处理与 GATT 基本相同，但由于 3T 手术在微导管完成 360° Schlemm 管穿行后，需要带入一根 10-0 的缝线长期存留在 Schlemm 管内，如术中遇到出血明显、微导管迷路、Schlemm 管阻塞、缝线断裂等情况发生，很难将缝线顺利置入 Schlemm 管内，可以根据具体情况，将手术方式改成 ABiC、GATT 等。

如果在手术中遇到出血，可用 1 : 10 的肾上腺素注射液冲洗前房，出血往往会很快停止。手术中如出现微导管迷路或受阻，可换方向穿行，如仍然迷路或阻塞，可改成次全 GATT。对于 Schlemm 管不通者，根据阻塞的位置，可采取 Schlemm 管内路再通或者外路再通方法，仍然可完成 3T 手术。

手术中 Schlemm 管开窗一般为 30°～60°，手术中如遇微导管或缝线操作失误使 Schlemm 管开窗过大，超过 60° 以上甚至达 180°，可以在开窗口两端位置把缝线两端带出眼球外，分别固定在巩膜层间，仍然可完成 3T 手术。

手术中需要注意的是，眼内打结时，使眼压偏低，这样更容易把结打紧，而不至于使缝线切开 Schlemm 管。缝线打结后先别急于剪掉线头，在手术快要结束时清洗前房，前房成形后再剪线头，因为冲洗前房时，眼内压力的波动会导致线结的松动和滑开，导致手术失败，前功尽弃。

第五节　临床观察

❶ 王宁利教授团队的 3T 手术临床观察

王宁利教授团队对 30 例（30 眼）原发性开角型青光眼患者行 3T 手术，术后随访 6 个月，结果发现，术后眼压降幅约为 24.17%，手术成功率为 85.71%，术后无须继续使用降眼压药物的患者比例为 70.37%，有临床意义的前房积血 10%，睫状体脱离的发生率为 13.33%，眼压反跳性升高的发生率为 36.67%。相较于 GATT，原发性开角型青光眼早期行 3T 手术效果及安全性更好。

❷ 曾流芝团队的 3T 手术临床观察

回顾性研究自 2022 年 12 月至 2023 年 5 月于成都市第一人民医院行 3T 手术治疗的青光眼患者 47 例（63 眼）的临床资料，其中，38 眼为原发性开角型青光眼，7 眼为青少年开角型青光眼，3 眼为青光眼睫状体炎综合征，2 眼为继发性青光眼，1 眼为混合型青光眼，1 眼为正常眼压性青光眼，1 眼为慢性闭角型青光眼，1 眼为激素性青光眼。手术成功定义为术后眼压 <21 mmHg，且眼压较基线下降 ≥ 20%；完全成功定义为不用降眼压药物达到上述标准；条件成功定义为应用 2 种降眼压药物达到上述标准；手术失败定义为使用 3 种降眼压药物眼压仍 >21 mmHg，或较基线眼压下降 <20%；术后眼压反跳定义为术后眼压 ≥ 30 mmHg 以上。术后随访 3 个月，观察视力、眼压、用药情况及并发症等情况。

结果：术前最高眼压为（36.96 ± 11.19）mmHg，术前基线眼压为（25.94 ± 8.41）mmHg，术后 1 天、1 个月、3 个月眼压分别为（15.72 ± 5.20）mmHg、（17.70 ± 6.13）mmHg、（18.60 ± 5.89）mmHg，

均较术前用药下眼压明显降低（$P < 0.05$），术后早期降眼压幅度为 39.4%。术后 3 个月手术总成功率为 92.6%，其中完全成功率为 55.6%，条件成功率为 37.0%，降眼压幅度为 28.3%。睫状体脱离发生率为 1.9%，眼压反跳发生率为 42.6%（范围为 31~51 mmHg，平均 42.5 mmHg，其中原发性开角型青光眼发生率为 36.8%），前房积血发生率为 5.7%，无后弹力层脱离等其他并发症。

结论：3T 手术治疗开角型青光眼、慢性闭角型青光眼等患者的早期手术成功率较高，术后相关并发症较少，安全性与有效性较高，值得推广。

参考文献

王宁利. 微创内路三联手术治疗开角型青光眼 [J]. 中华眼科杂志，2023，59（3）：222-223.

附录1 青光眼手术相关医疗文书

青光眼手术知情同意书

住院号/门诊号：＿＿＿＿＿＿

患者姓名：＿＿＿＿＿性别：＿＿＿＿＿年龄：＿＿＿＿＿

科室：＿＿＿＿＿床号：＿＿＿＿＿

一、病情诊断及拟实施的医疗方案

1. 疾病诊断：＿＿＿＿＿＿＿＿＿＿＿＿＿＿＿＿＿＿＿＿＿＿＿＿＿

2. 拟实施的医疗方案：＿＿＿＿＿＿＿＿＿＿＿＿＿＿＿＿＿＿＿＿

3. 麻醉方式：＿＿＿＿＿＿＿＿＿＿＿＿＿＿＿＿＿＿＿＿＿＿＿＿＿

4. 拟实施医疗方案的目的及预期效果：＿＿＿＿＿＿＿＿＿＿＿＿＿

5. 拟实施医疗方案及其风险和注意事项

（1）青光眼是一个统称，实际上包含原发性、继发性和先天性等类型的青光眼，原因和表现各不相同，属于致盲性眼病。一般中老年青光眼多为原发性青光眼，其临床特点：双眼发病，终身进展，组织和功能损害不可逆转。不同患者表现不一，但本质相似，共同特征和危害在于眼压升高和由此所致的视神经损害，其自然病程的最终结局是失明！

一旦诊断青光眼，往往需要限期治疗。治疗的目的是有效和及时地控制升高的眼压，阻止视神经的进一步损害。目前各种治疗措施主要起降低眼压的作用，已经发生的视神经损害无法挽回。

在治疗手段上，一般先采用药物或激光治疗，效果不满意时再采取手术。手术方式虽有多种，但基本思路是：眼压升高的原因在于眼球内房水循环的原通路发生障碍，可通过手术打开一条新通路或疏通房水生理通路。所以，手术的效果也仅是降低眼压，而无法从根本上"切除"青光眼。

手术预后与患者眼部或全身情况有关。我们希望手术新通路或疏通的房水通路能够长期维持，但在机体修复过程中组织增殖和瘢痕可阻塞房水通路，导致手术失败。瘢痕形成与个体差异及多种因素有关：①全身方面，如具有瘢痕体质或倾向；②眼部方面，如长期局部用药、慢性炎症、眼表组织肥厚和各种所谓"难治性青光眼"——新生血管性青光眼、白内障术后人工晶体眼、玻璃体视网膜术后、外伤后、已有青光眼手术史和葡萄膜炎病史、相对年轻和具有先天性因素等其他疑难情况。所以，术后并非一劳永逸，而要定期复查，往往需要辅助其他补充措施，或追加药物治疗，有的会再次手术。

每位患者的具体病情不同，手术考虑有所不同，医师将会根据具体情况与患者讨论具体的内容。

（2）该治疗可能发生的医疗意外及并发症包括但不限于以下内容。

1）麻醉药物过敏或中毒、球后麻醉发生球后出血、视力下降甚至丧失等麻醉意外，严重者可致休克，危及生命，手术可能因此改期。

2）术中、术后因患者情绪紧张，诱发心脑血管意外或加重原有疾病，如心肌梗死、脑卒中、糖尿病酮症酸中毒等，以及诱发眼部血管意外导致失明。

3）青光眼的一些病理损害是不可逆的，故手术后视力并不会提高，甚至有下降或丧失的可能，晚期青光眼患者视力丧失的风险更大。

4）若术后眼压控制不满意，需要给予药物治疗或再次手术，部分患者可能经多次手术仍不能控制。

5）先天性青光眼预后差，发病越早，角膜越大，手术越晚，预后越差。

6）若术中、术后出血（前房、玻璃体、视网膜）控制不满意，会严重影响手术效果，偶尔会发生驱逐性出血，后果将更严重，最后甚至发展为眼球萎缩和失明。

7）术后持续性低眼压，包括脉络膜脱离、伤口渗液不愈合、浅前房，医师需要采取药物治疗措施，必要时还需手术治疗。

8）感染、眼内炎，虽大部分经治疗能够好转，但仍有约0.2%的患者由于严重感染而失明。

9）白内障的形成提前或形成加速。

10）滤过泡漏、包裹、囊变，需要进行多次手术治疗。

11）抗代谢药物可致局部或全身毒性反应，特别是角膜内皮损害或伤口延迟愈合、角膜上皮剥脱、角膜内皮失代偿。

12）睫状体冷冻或光凝手术只能缓解症状，可出现术中、术后眼球疼痛、炎症反应，以及眼压控制不佳，往往需要行多次手术。每次手术后均有可能因眼压过低导致眼球萎缩，甚至影响外观。

13）术中可能根据情况改变式式。

14）其他不可预知的情况：＿＿＿＿＿＿＿＿＿＿＿＿＿＿＿

15）根据患者的病情，可能出现以下特殊并发症或风险：＿＿＿＿＿

16）替代医疗方案及其风险和效果：＿＿＿＿＿＿＿＿＿＿＿＿＿

二、医师声明

1.根据病情，患者需要进行上述诊断、治疗措施。该措施是一种有效的诊断、治疗手段，一般来说是安全的，但由于该措施具有创伤性和风险性，因此，我不能向患者保证措施的效果。一旦发生上述风险或其他意外情况，我将从维护患者利益角度出发，积极采取应对措施。

2.我已经尽量以患者所能了解的方式，解释该措施的相关信息，特别是下列事项。

（1）实施该措施的原因、目的、风险。

（2）并发症及可能的处理方式。

（3）不实施该措施可能发生的后果及其他可替代的诊疗方式。

（4）如另有关于此措施的相关说明资料，我已经交付患者。

3.我已经给予患者充足的时间询问下列有关拟实施医疗措施的问题，并给予答复（如无请填写"无"）。

（1）

（2）

医师签名：　　　日期：＿＿年＿＿月＿＿日

时间：＿时＿分

三、患方声明

1.医师已向我解释，并且我已经了解实施该医疗措施的必要性、步骤、风险、成功率等相关信息。

2.医师已向我解释，并且我已经了解选择其他医疗措施的风险。

3.医师已向我解释，并且我已经了解实施该医疗措施的风险和不实施该医疗措施的风险。

4.针对我的情况，我能够向医师提出问题和疑虑，并已获得说明。

5.我了解该医疗措施可能是目前最适当的选择，但其仍然存在风险且无法保证一定能够达到预期目的。

6.我已经向医师如实告知了病史，尤其是与本医疗措施有关的病史。

7.紧急情况处置授权。本人明白除了医师告知的风险以外，医疗方案实施中有可能出现其他危险或预想不到的情况，在此我也授权医师，在遇到预料之外的紧急、危险情况时，从考虑本人利益的角度出发，按照医学常规予以处置。

请患者或其近亲属誊抄以下内容并签名：

工作人员已将以上事项告知本人，本人知悉并了解。基于上述声明，我（同意或不同意）实施该项手术。

立知情同意书人签名：　　与患者关系：

住址：　　　　　日期：　年　月　日

电话：　　　　　时间：　时　分

附注

1.立知情同意书人为患者本人；在患者授权他人代为知情同意时，为代理人；患者不具有完全民事行为能力时，为监护人；其他情况下为患者近亲属（无近亲属的为其关系人）。

2.立知情同意书非患者本人的，"与患者关系"一项应填写与患者的关系，且需附有效证件号码、身份关系证明材料、授权文件。

3.当患方拒绝签字时，见证内容为"医师已向患方履行了有关的告知义务，患方拒绝签字"。如无见证人可以不填写。

附录 2　青光眼宣教资料

附录 2-1　青光眼手术患者须知

青光眼是目前第二大致盲性眼病，患青光眼后，丢失的视力不可逆，部分患者对青光眼不了解，导致治疗后效果不佳，其实，在大多数情况下，只要积极了解青光眼的相关知识，保持乐观的心态，听从医嘱，积极地接受治疗，便可稳住青光眼。目前青光眼手术有多种方式，主要目的是降低眼压，保护视功能。青光眼手术是非常精细而富有技巧的手术，医师操作时需要您给予很好的配合，否则不仅手术操作有困难，有时还可能造成严重后果。为了顺利完成并达到较好的治疗效果，在手术前、手术中以及手术后请您注意以下事项。

一、术前须知

1. 手术前除了眼部常规检查外，需要做眼部特殊检查，如视野检查了解有无视野缺损，眼 A 超检查了解角膜厚度及眼轴长度，眼 B 超检查了解眼内情况，超声生物显微镜检查了解前房及房角的眼部细微结构，房角镜检查有助于疾病分型及制定治疗方案，眼前节光学相干断层扫描（AS-OCT）检查了解视神经纤维层有无变薄及黄斑有无病变，视觉电生理检查了解视网膜及视神经的功能。除此之外，还需完善全身检查，包括心电图、胸片、三大常规（血、尿、大便）、凝血、血生化、乙型肝炎、艾滋病及梅毒等检查，以便了解有无手术禁忌，手术中及手术后有无需要特别注意的情况。

2. 如果您是高血压或糖尿病患者，应先请内科医师检查、治疗，待全身情况稳定后再行手术。请将必备药物随身携带，除全麻手术及特殊情况外均需按时服用。

3. 术前注意休息，调整饮食，戒烟、戒酒，若患有感冒、发热、咳嗽、腹泻等不适症状，及女性患者处于经期等特殊情况，请您及时告知医师，以便医师酌情处理，必要时改期手术。

4. 术前需要双眼点用抗生素滴眼液：入院后按照医嘱使用抗生素滴眼液，一般情况下每天 3~4 次，如果入院后第 2 天做手术，请于术前 1 天每 2 h 点 1 次双眼，如果入院当天手术，请在手术前每 10 min 点 1 次双眼，共 6 次。

5. 术前训练。为了保证手术的无菌环境，我们需用消毒巾对手术眼以外的区域进行遮盖，请于术前 1 天，用被子或衣服遮住口鼻，练习用嘴巴呼吸，坚持 15~30 min。

如训练困难，请提前告知医师，我们将在手术时做特殊准备。另外还需训练双眼向左、向右、向上、向下的眼球运动及固视，尤其向下固视，以便更好地配合手术。

6. 术前 1 天，请您做好个人卫生，洗头、洗澡，换干净衣服，手术当天请将脸部清洗干净，不可使用任何化妆品及佩戴首饰。

7. 术前保证充足的睡眠，除儿童青光眼患者及特殊成年患者需全麻手术，术前禁食、禁饮外，正常成年青光眼患者术前均可正常饮食，有全身疾病（糖尿病、高血压等）的患者需照常服用药物，但不要吃得过饱和喝大量水。

8. 手术当天需要有家属陪伴并按时前来医院。

9. 手术当天需要在病房进行术眼的清洁和术前准备，由专科护士完成，请按照要求积极配合。

10. 为了避免发生术眼眼别错误，术前医师和护士需要对术眼眼别进行确认，我们会用标识笔在您的术眼眉弓上方进行双重画线标识，请给予理解和配合。

二、术中须知

1. 青光眼手术是精细的手术，手术时间一般需 30 min 至 1 h，联合手术时手术时间更长。手术过程中您是完全清醒的（全麻者除外），注意进行自我调节，放松情绪，如有任何不适，请及时与医师沟通。

2. 手术过程中不要随意转动头部。需要咳嗽或转动头部时可轻声告诉医师，以免乱动身体及用手做动作造成不必要的意外。

3. 手术中不要过于紧张，按照医师的指示转动眼球，配合医师顺利完成手术。

三、术后须知

1. 手术后当天伤口有异物感或轻微疼痛是正常反应，有时个别患者可能会出现明显眼痛、头痛及恶心等症状，请及时告诉护士和医师，以便我们及时处理，这些症状经过处理后一般会渐渐消失。服药后部分患者会有手指麻木感，请勿担心。手术后当天请勿碰到眼部敷料，请勿朝术眼一侧睡觉，并请尽量平躺卧床休息，避免低头、咳嗽及抬重物。

2. 术后第 1 天（次日），我们会打开眼部敷料，进行眼部检查，检查结束后，手术眼仍需用纱布遮盖或包扎，局部开始点滴眼液（具体用药请遵医嘱）。术后第 2 天如无特殊情况，可以有低头、弯腰等活动，请保持心情愉悦，看电视时间不要太久。

3. 青光眼患者术后出院后需复查和随访，复查时请携带出院证明书和所用的所有药物，以方便门诊医师了解您的眼部检查情况及用药情况。

4.术后术眼如有轻度异物感、视物模糊、视力较前下降，属正常现象，随时间推移会逐渐恢复。如发生明显眼痛、眼红、分泌物增多、流泪、视力突然减退，以及恶心、呕吐等不适，请立即到医院就诊。

5.术后 1 周内请勿洗头，洗脸时要注意避免污水进入眼内。术后 1 个月不要让污水或异物进入术眼。需精心保护滤过泡。

6.术后第 2 天正常饮食，避免吃需用力咀嚼的坚硬食物；术后合理饮食，不需要"大补"，但也要补充营养，增强抵抗力，适量摄入蛋白质类食物，预防治疗便秘；避免过快、过量饮水，一次性饮用液体不超过 500 ml，以少量、多次饮水为宜；慎饮咖啡、浓茶；不吸烟，吸烟可引起视神经血液供应障碍，损害视功能；术后早期勿饮酒。

7.术后 1 个月内不要对手术眼施加压力（如揉眼等），术后早期不宜做剧烈运动、对抗性运动、游泳、屏气、负重等，适宜的运动包括散步、慢跑、打太极拳等。运动应量力而行，注意安全，保护术眼，避免碰撞。

8.大部分青光眼患者术后需视术后时间、眼压、复诊情况在医师指导下进行眼球按摩，具体次数及频率请遵医嘱。

9.原发性青光眼多有遗传倾向，您的亲属也需进行青光眼相关筛查。

四、其他

如有任何疑问，请拨打以下电话咨询：_____（眼科护士站）_____（眼科医师办公室）。

青光眼患者要有三心：恒心、细心、信心。

良好的治疗效果需要医务人员和患者的积极配合和共同努力，希望通过大家的努力能为您带来光明和眼健康！

附录 2-2　青光眼术后用药须知

一、用药注意事项

1. 规律用药，定期复查，遵医嘱调整用药，注意眼别，不要用错药物。

2. 仔细阅读药品说明书，注意药物可能的不良反应。

3. 定期检查，如有不适及时与医师沟通。

4. 学会正确使用滴眼液滴眼，避免接触眼药瓶口致药品污染或损伤角膜，滴眼后轻轻闭眼 2~3 min，同时用手指轻压内眼角，提高药物利用率，减少药物经泪囊吸收所造成的不良反应。应将第 1 滴药液丢弃，滴第 2 滴入眼。每只眼只需滴 1 滴药液即可，每种滴眼液之间需间隔至少 5 min。若滴眼液及眼膏须同用时，应先滴滴眼液，间隔 5~10 min，再涂眼膏（眼膏约挤 1 cm 或黄豆大小）。

5. 用药时间安排为通常白天滴滴眼液，晚上涂眼膏，合理安排用药时间，使药效作用更好。对于滴眼液的时间安排，若每日 4 次：可上午 2 次，下午 2 次，每次间隔 3~4 h；若每日 3 次：可早、中、晚各 1 次；若每日 2 次：可早、晚各 1 次；若每日 1 次：可于晚上临睡前用药。

二、自我滴用滴眼液的技巧

1. 查对药品。

2. 洗手，打开药瓶盖，若滴眼液为悬浊液，点药前需摇匀。

3. 采取坐位头后仰或平躺，眼睛向上看。

4. 请用左手示指（即食指）拉下眼睑中央，示指在第 2 指节弯曲成 90°。

5. 右手示指和拇指握住眼药瓶，瓶口向下，其余三指弯曲并拢靠在左手示指第 3 指节上作为支撑，并保持垂直，在此位置，眼药瓶口位于眼球的正上方，右手挤压药瓶将药液滴入眼内。

三、成都市中西医结合医院（成都市第一人民医院）青光眼术后用药常规

手术名称	术后早期用药	后续用药
传统小梁切除术、微创小梁切除（SIGS）	典必殊眼液（qid）+玻璃酸钠（qid）+典必殊眼膏（qn）+托吡卡胺（tid），必要时使用阿托品眼凝胶	典必殊眼液可维持至术后1个月，逐渐减量，1个月后改氟米龙维持2~3个月
小梁切除或微创小梁切除（SIGS）+超声乳化（Phaco）	典必殊眼液（q2h）+双氯芬酸钠+玻璃酸钠+典必殊眼膏（qn）+托吡卡胺（qn或根据情况追加次数）	1周后如炎症明显减轻，典必殊眼液可减量至qid维持，根据情况逐渐减量，1个月后改氟米龙tid维持2~3个月
内路360°小梁切开术（GATT）	左氧氟沙星眼液+百力特+双氯芬酸钠+玻璃酸钠（各qid），术后口服裸花紫株2~3天，无活动性出血后加用毛果芸香碱（tid）	抗生素眼液2周，百力特眼液1周，非留体抗炎药（tid）+毛果芸香碱（tid）+玻璃酸钠（qid）维持3个月
外路360°小梁切开术（MAT）	左氧氟沙星眼液+百力特+双氯芬酸钠+玻璃酸钠（各qid），术后口服裸花紫株2~3天，无活动性出血后加用毛果芸香碱（tid）	抗生素眼液4周，百力特眼液2周，非留体抗炎药（tid）+毛果芸香碱（tid）+玻璃酸钠（qid）维持3个月
内路360°小梁切开术（GATT）（或GAPT）+Phaco	左氧氟沙星眼液+百力特+双氯芬酸钠+玻璃酸钠（各qid），术后口服裸花紫株2~3天，无活动性出血后加用毛果芸香碱（tid）	抗生素眼液4周，百力特眼液每周减量1次，1个月后停药，非留体抗炎药（tid）+毛果芸香碱（tid）+玻璃酸钠（qid），维持3个月

续表

手术名称	术后早期用药	后续用药
Phaco+ 房角分离 (GSL) + 部分小梁切开术 (GAPT)	同白内障术后，单独联合 GSL 无须止血，联合 GAPT 者术后口服裸花紫珠 2～3 天，无活动性出血及炎症后加用毛果芸香碱 (tid)	同白内障手术，1 个月停药，毛果芸香碱 (tid) 减量同白内障手术，维持 2～3 个月
聚焦超声睫状体成形术 (UCP)	百力特眼液 (qid) + 贝复舒眼液 (qid) + 双氯芬酸钠 (qid)，继续术前降眼压药物，停用局部前列素类眼液，如联合前房穿刺加用抗生素眼液 (qid)	激素眼液和非甾体抗炎药维持至 1～2 周停药，降眼压药物根据眼压控制情况增减
内镜下睫状体光凝术 (ECP)	典必殊眼液 (qid) + 贝复舒眼液 (qid) + 双氯芬酸钠 (qid)，继续术前降眼压药物，停用局部前列素类眼液，如联合前房穿刺加用抗生素眼液 (qid)	激素眼液和非甾体抗炎药维持至 1～2 周停药，降眼压药物根据眼压控制情况增减
微脉冲睫状体光凝术 (mTLT)	百力特眼液 (q2h) + 双氯芬酸钠 (qid) + 玻璃酸钠 (qid)，继续术前降眼压药物，停用局部前列素类药物，如联合前房穿刺加用抗生素眼液 (qid)	1 周后百力特眼液减为 qid，2 周停药，降眼压药物根据眼压控制情况增减
穿透性 Schlemm 管成形术 (PCP)	典必殊眼液 (qid) + 双氯芬酸钠 (qid) + 玻璃酸钠 (qid) + 典必殊眼膏 (qn) + 托吡卡胺眼液 (qn) 必要时使用阿托品眼膏(胶)	同小梁切除术
CO_2 激光辅助的深层巩膜切除术 (CLASS) CLASS+Phaco	典必殊眼液 (qid) + 双氯芬酸钠 (qid) + 玻璃酸钠 (qid) + 典必殊眼膏 (qn)，炎症不明显者可尽早使用缩瞳剂	一般 1 周后加用毛果芸香碱 (tid)，其他同小梁切除术
选择性激光小梁成型术 (SLT)	治疗前尽量停用前列素类滴眼液 1 周以上，治疗后双氯芬酸钠 (qid)，维持 5～7 天	治疗后继续术前降眼压药（前列素类眼液除外），治疗 2 周根据眼压情况调整用药

续表

手术名称	术后早期用药	后续用药
XEN 凝胶引流管植入术或盖拉微型引流器植入术	典必殊眼液（qid）+双氯芬酸钠（qid）+玻璃酸钠（qid）+典必殊眼膏（qn）+托吡卡胺眼液（qn）（必要时使用阿托品眼凝胶）	同小梁切除术
3T	左氧氟沙星眼液+百力特眼液+双氯芬酸钠+玻璃酸钠（各qid），术后口服槐花紫株 2～3 天至无活动性出血	抗生素眼液 2 周，百力特眼液 1 周，非甾体抗炎药（tid）+玻璃酸钠（qid）维持 1 个月
内路黏小管成形术（ABiC）+GAPT	左氧氟沙星眼液+百力特眼液+双氯芬酸钠+玻璃酸钠（各qid），术后口服槐花紫株 2～3 天，无活动性出血后加用毛果芸香碱（tid）	抗生素眼液 2 周，百力特眼液 1 周，非甾体抗炎药（tid）+毛果芸香碱（tid）+玻璃酸钠（qid）维持 1 个月

说明：以上仅代表大多数情况，具体根据实际情况增减用药。

注：qid. 每日 4 次；qn. 每晚 1 次；q2h. 2 小时 1 次；tid. 每日 3 次。

附录3 成都市中西医结合医院 医学模拟中心简介

　　成都市中西医结合医院（又称成都市第一人民医院）医学模拟中心（以下简称"中西医模拟中心"）与美国哈佛医学院附属布莱根妇女医院 STRATUS 医学模拟中心从 2018 年 2 月开始合作之路，在 2019 年 4 月正式签署战略合作协议，成为布莱根妇女医院在全球第 5 个、中国第 1 个合作伙伴。国际合作助力医学教育高质量发展，中西医模拟中心以"融合信息技术，建设精品课程，打造金牌教师，培养卓越人才"为使命，努力实现"创建全国一流、西部领先的国际化医学模拟中心"的愿景。

　　中西医模拟中心按国际一流标准设计并建造，总面积 3500 ㎡，建有 25 间培训室及 18 间辅助功能室，最多可同时容纳 600 人，分为模拟医院区域和专科技能培训区域。中心教学设备齐全，拥有各类教学设备 124 类（近 414 件），可开展包括眼科、急救、内科、外科、妇科、儿科、中医、护理等 200 余项培训课程，可满足临床多学科、多层次、全方位的教育培训需求。

　　中西医模拟中心现有专职管理人员 8 名，课程师资 575 名，其中核心教师 102 名。专职管理人员和核心教师全部接受与美国哈佛医学院同质化的系统培训。目前，中西医模拟中心与 STRATUS 医学模拟中心共同开发、设计并运行了 22 门精品课程，其中包含多项中医课程，如针刺、推拿、拔罐等，通过中西结合的国际化培训模式提升医护人员的综合能力。中西医模拟中心于 2021 年底成功挂牌美国心脏协会基础生命支持培训中心，2022 年底完成国际医学模拟协会（SSH）认证，致力于打造具有成都市中西医结合医院特色的国际化品牌。

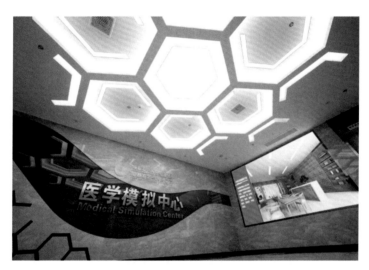

成都市中西医结合医院医学模拟中心（一）

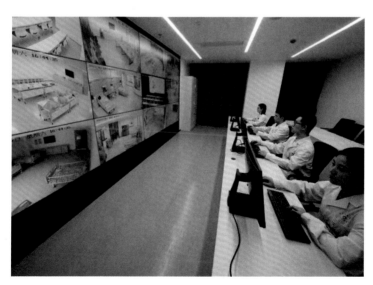

成都市中西医结合医院医学模拟中心（二）

中西医模拟中心针对眼科各种操作技能培训，现配备拥有 2 台 iTrack 光导纤维照明仪、2 台白内障超声乳化仪、2 台眼科手术显微镜、多套眼科模拟操作台、模拟教具及显微器械等，可为广大进修、规划化培训学员提供强大的实操平台，如微创青光眼手术实操培训、白内障实操培训、基础显微操作实操培训及标准化玻璃体腔注药实操培训等。

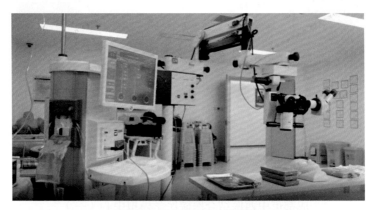

医学模拟中心眼科专用培训室

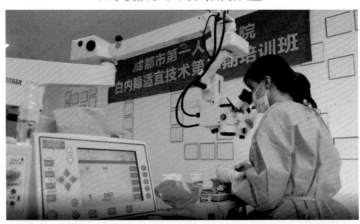

眼科规培学员正在进行白内障超声乳化动物模型手术

截至 2024 年 2 月，在我院眼科医学模拟分中心共开展了 5 期微创青光眼手术培训班、3 期白内障超声乳化手术培训班、多次标准化玻璃体腔内注射培训班及多次基础显微实操培训等，为进修医师、规培学生及院外培训人员提供了很好的实操平台。

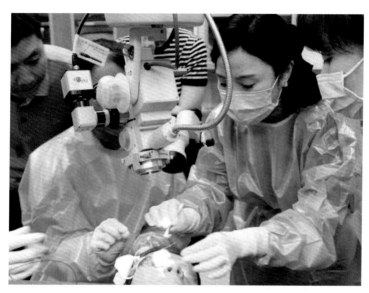

成都市中西医结合医院曾流芝主任指导学员进行 MIGS 手术

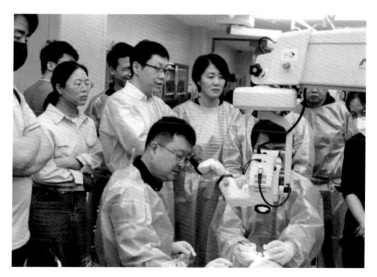

首都医科大学附属北京同仁医院王怀洲主任指导学员进行 MIGS 手术

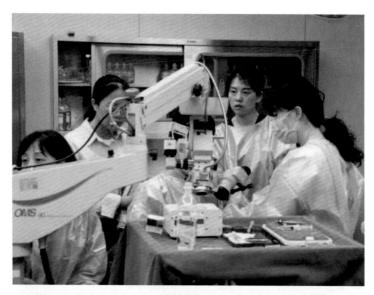

成都市中西医结合医院何宇副主任医师指导学员进行 MIGS 手术

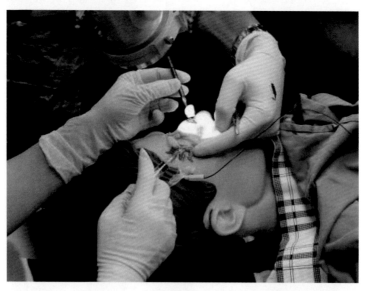

学员在模拟人和动物眼上进行 MIGS 操作

　　"道阻且长，行则将至；行而不辍，未来可期"。医学模拟中心将通过不断提升自身合作能力，充分利用国际资源，发挥中西医结合特色优势，努力建设全国一流、西部领先的国际化医学模拟中心。

附录4 天府青光眼国际论坛 精彩回顾

第一届天府青光眼国际论坛（2016 年）

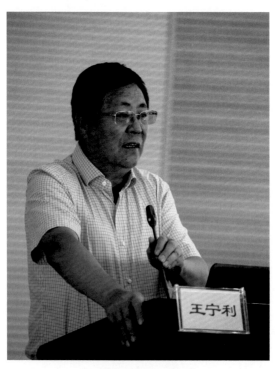

王宁利教授做专题讲座

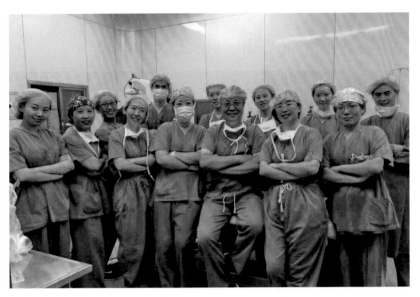

王宁利教授与手术工作人员合影

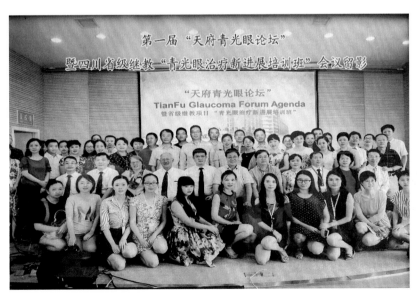

第一届天府青光眼国际论坛全体合影

第二届天府青光眼国际论坛（2018 年）

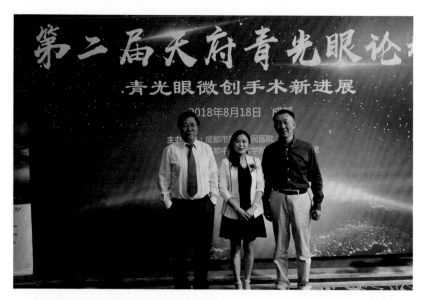

曾流芝教授（中）与王宁利教授（左）、孙兴怀教授（右）合影

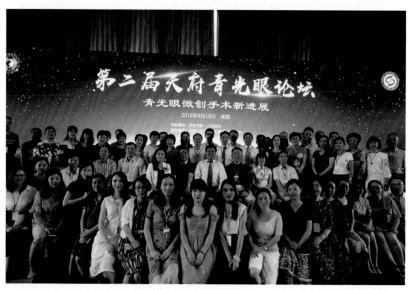

第二届天府青光眼国际论坛全体合影

第三届天府青光眼国际论坛（2019 年）

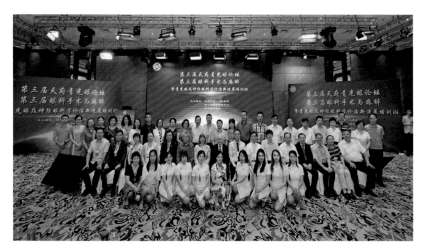

第三届天府青光眼国际论坛全体合影

第四届天府青光眼国际论坛（2020 年）

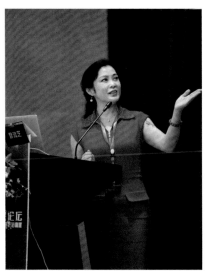

大会主席曾流芝教授主持开幕式

第五届天府青光眼国际论坛（2021 年）

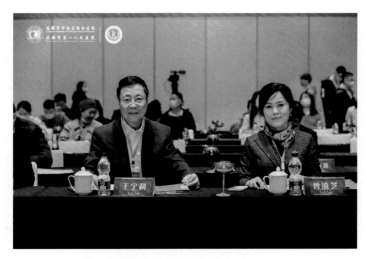

王宁利教授与曾流芝教授大会合影

第六届天府青光眼国际论坛（2022 年）

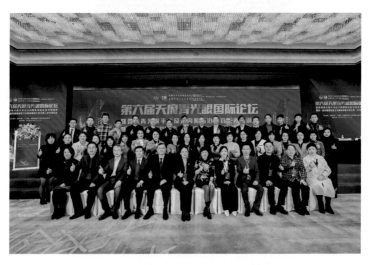

第六届天府青光眼国际论坛全体合影

第七届天府青光眼国际论坛（2023 年）

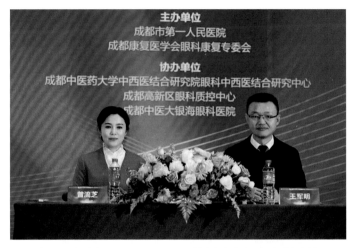

曾流芝教授（左）和王军明教授（右）在主持会议

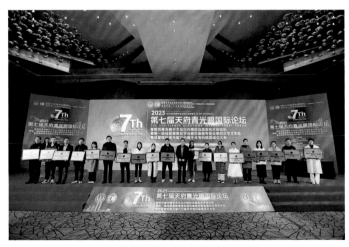

成都微创青光眼白内障手术专科联盟成立，
王宁利教授为联盟单位授牌合影留念

2020 年中华医学会第二十五次全国眼科学术大会（厦门）iTrack 微创青光眼手术直播

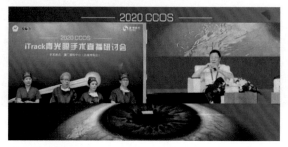

王宁利教授在会议现场与在手术室的手术医师
（右二：曾流芝；右一：梁远波；左一：王玉宏）
和手术解说者（左二：王怀洲）等连线互动

2023 年中华医学会第十三届全国青光眼学术会议（成都）微创青光眼手术直播

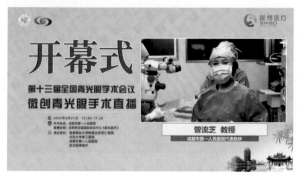

曾流芝教授手术前和会议现场参会者连线互动

2023 年中华医学会第二十七次全国眼科学术大会 （长沙）微创青光眼手术直播

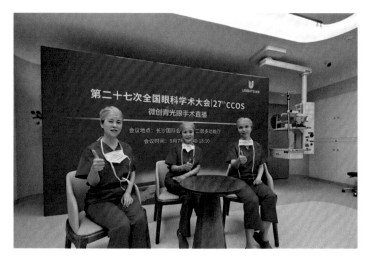

曾流芝（中）、何宇（左）、范罕英（右）手术直播后合影留念

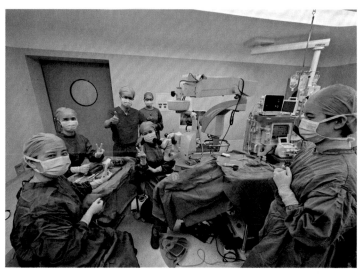

手术顺利结束后，曾流芝教授团队和梁远波教授团队合影留念